遺伝子技術の進展と人間の未来

遺伝子技術の進展と人間の未来

—— ドイツ生命環境倫理学に学ぶ ——

松田 純著

知泉書館

まえがき

ヒトゲノム解読以降、遺伝子研究と遺伝子技術の進展は細胞工学の発達とともにますます加速してきている。この新しい知と技術はわたしたちをどこへ連れて行くのであろうか？　なかでも、幹細胞研究に関わる倫理的な問いは特別な意義をもっている。もしも細胞分化のメカニズムが解明され、神経細胞や筋肉細胞などさまざまな種類の組織へねらいどおりに分化・増殖させる方法が確立すれば、移植医療・再生医療は飛躍的に発展する。脳死者からの臓器提供に頼る移植医療の状況は一変するであろう。この技術は病気の治療に用いられるだけではなく、加齢によって衰えた筋肉や神経細胞を新鮮な細胞で置き換えることによって「不老」を実現する技術に発展する可能性をも秘めている。加齢以前に用いれば、「若返り」、人体改造、遺伝子ドーピングといった増殖的介入《エンハンスメント》（一二一頁以下参照）へと通じる。まさに生命操作時代の本格的な幕開けと言ってよい。これは人間の未来に大きな影響をおよぼすと考えられる。

こうした技術的挑発は同時に倫理的挑発をもはらんでいる。臍帯血幹細胞《さいたいけつ》や成体幹細胞を用いた研究は、その研究過程に倫理的問題は少ないが、中絶胎児やヒト胚を用いた胚性幹（ES）細胞研究は、たとえ「難病者の救済」という崇高な目的をもっていたにせよ、あるひとの生命《いのち》を救うために別の生命《いのち》またはその「萌芽」を犠牲にするという道徳上の決断を迫る。人間の生命《いのち》を人間の生命《いのち》のために用いることが許されるのか？　許されるとすれば、どのような条件のもとで、どの程度許されるのか？　難病の治療に役立つ研究という「高い」目的は、倫理的に問題の多い手段をも正当化するか？　高い目的をもった研究といえども、踏み越えてはならない限界線はあるのか？　こうした数々の問いをわれわれにつきつけている。

筆者はヒトES細胞研究をめぐるアメリカと日本の対応（一九九九－二〇〇〇年）をフォローした小論を書き上げた直後に、文部科学省在外研究員として渡独する機会を与えられた。折りしも、ドイツにおいてもまさにES細胞研究をめぐって日増しに議論が熱を帯びてきていた。いまから振り返ってみても、二〇〇一年は生命科学をめぐる国民あげての大激論という点で特筆すべき年であった。日本ではヒト胚の扱いについては、ほとんど国民的議論にならないうちに、ヒト胚研究小委員会でES細胞研究に踏み出すという結論が出された（二〇〇〇年三月）。ドイツではメディアの最重要テーマになるほどまでに、国民の関心は高い。これにはカルチャーショックを受けた。この議論に遭遇し、その渦のなかで両国の文化の差を日々考えさせられた。そこから本書は生まれたと言っていい。

ただし文化的背景の分析にまで考察をおよぼすことはできなかった。その前に、日本の生命倫理学における情報の偏りを是正する必要を感じた。日本は、自己決定権を重視するアメリカ流のバイオエシックスばかり追いかけていて、大陸ヨーロッパの生命倫理学については、情報面でも欠けている。そこで本書では遺伝子技術をめぐる生命倫理問題に焦点を絞るが、それをめぐるドイツの議論のなかから、アメリカ流のバイオエシックスとは一味違う特徴を描いてみたい。

第一章では、滞独中ヒトＥＳ細胞研究をめぐる議論をリアルタイムで追いかけたものを再現し、そこに二〇〇四年に至るその後の経緯を加える。文体は当時の臨場感が伝わるよう現在進行形のままにしてある。

第二章では、ドイツの生命倫理学において最も重要視される「人間の尊厳」という原理について、その意義と、それに対する異議について論点整理を行う。

第三章では、着床前診断やＥＳ細胞研究のなかで問われているヒト胚の道徳的地位をめぐって、対立点を整理する。

第四章では、遺伝子技術の進展がもたらす「遺伝子情報」の取り扱いをめぐる諸問題を、保険契約や雇用、バイオバンクなどを例に多角的に考察する。後半では、そもそも遺伝子「情報」とは何なのか、そこに潜む言葉の罠について考える。

第五章では、遺伝子操作による人体改造の試みが現実のものとなるなかで、こうした営みを増進的介入《エンハンスメント》という文脈のなかでとらえ、これらが医療の将来をどう変容させ、人間社会の基盤にどのような影響をおよぼすかを検討する。

第六章では、上記のようなさまざまな倫理問題に関する公共の議論をどう展開し、生命政策についての合意をどう形成していくかについて、まずドイツの事情を分析する。さらに、フランスの国家生命倫理諮問委員会の活動も参考にして、日本における国家レベルの常設生命倫理委員会と、その審議を支える調査研究機能を持った情報センターの設置を提言する。

第七章では、ドイツのBioethik《ビオエーテイク》が環境倫理学や動物倫理学をも包摂する「生命環境倫理学」という広い概念であることを紹介する。遺伝子技術が種の壁を越えて適用可能であることからも、生命倫理学と環境倫理学という二分法を越える包括的な生命環境倫理学の方向性への手がかりを模索する。

付論では、そのための重要な論点を整理したフリエド・リケンの「穏健な生命中心主義」に関する論稿を紹介する。

目次

目　次

遺伝子技術の進展と人間の未来

――ドイツ生命環境倫理学に学ぶ――

第一章　いのちをめぐるドイツの激論——二〇〇一年から二〇〇四年へ

二〇〇一年二月から一一月までドイツのボンで研修の機会を与えられた。研修先は「科学と倫理のための研究所」(Institut für Wissenschaft und Ethik http://www.uni-bonn.de/iwe）と「生命諸科学における倫理のためのドイツ情報資料センター」(Deutsches Referenzzentrum für Ethik in den Biowissenschaften http://www.drze.de/）であった。前者はボン大学およびエッセン大学のイニシアティヴで一九九三年末に創設された学際的な研究所である。後者はドイツ連邦文部科学省によって一九九九年一月に設置された生命環境倫理学のための情報センターである。両施設は同じ建物のなかに併設されており、ホネフェルダー教授（二〇〇一年よりボン大学名誉教授）が所長を併任し、連携して活動している。文字どおりドイツ生命環境倫理学の研究拠点でつぶさに研究活動の実態を見聞する貴重な機会を得た。ちょうどこの時期ドイツでは、生命倫理をめぐる議論がかつてないほどの高まりをみせ、大きな社会的・政治的議論の的となっていた。それは「いのちの始まりと終わりにおける人間の尊厳」をめぐる激しい議論であった。

まず、いのちの始まりである胚をめぐっては、二〇〇〇年一二月にイギリス下院がヒト胚性幹（ES）細胞研究を認める決定をし、二〇〇一年一月末に上院でも可決され施行された。ES細胞については、ここからさまざまな組織や臓器が形成でき、将来、再生・移植医療に革命をもたらし難病の治療に大きく貢献すると期待されている（この「期待」の問題性については八〇－八三頁参照）。だが、ES細胞は人の受精卵を破壊して作られることから、生命の道具化、人間の尊厳に対する侵害という厳しい批判もある。ドイツもこの研究開発を推進すべきか否かをめぐって日増しに議論が激しくなっていった。

いのちの終わりをめぐっては、オランダ下院が二〇〇〇年一一月に安楽死を合法化する法案を可決し、二〇〇一年四月上院でも可決され成立した。同様の動きはベルギー（二〇〇二年五月成立）やスイスにもあった。ナチス時代に「障害者安楽死作戦」（T4計画）という忌まわしい記憶をもつドイツは、これら隣国の動きに猛反発した。

本章ではES細胞研究をめぐる議論をほぼ時間を追って振り返ってみたい。いや「振り返る」

というのは正確ではない。本章の一三節までは滞独中ほとんどリアルタイムで日本に送ったメールをもとにまとめたものである。文体は「現在進行形」であり、政党の態度や世論状況などは二〇〇一年の各時点のものであることをお断りしておきたい。

一　国家倫理評議会設置

人体のあらゆる身体組織や臓器に分化していく能力をもつヒト胚性幹（ES）細胞をめぐる研究政策については、まずアメリカが先行し、一九九九年当時の（クリントン）大統領生命倫理諮問委員会が、不妊治療のあとに残った胚（「余剰胚」と呼ばれる）から樹立されたES細胞を用いた研究に連邦資金を支出する方針を打ち出した（最終指針は国立衛生研究所NIHが二〇〇〇年八月に公表）。これに日本がすぐに追随した。科学技術会議生命倫理委員会のもとに設置された「ヒト胚研究小委員会」は一四回にわたる審議をへて二〇〇〇年三月ES細胞研究に踏み出すことを認める答申をまとめた[1]。日本に続いてイギリス議会がこの研究に乗り出すことを決定した（二〇〇一年一月）。ドイツのシュレイダー首相（社会民主党SPD）はこの国際的な技術開発競争におくれはとれないという立場から、ある新聞への寄稿のなかで、遺伝子研究に対する「イデオロギー的な目隠し（ideologische Scheuklappen）と根本的禁止の政策は非現実的で無責任だ」と書いた（Die Woche. 2000. 12. 22）。失業者を三五〇万人以下にするというのが、首相の公約である。これの実現の見通しが危うくなってくるなかで、バイオテクノロジーの発展によって新たな雇用を生み出すことを狙った。しかし、ＥＳ細胞は人のいのちの始まりである受精卵を破壊して作られる。これはドイツ基本法で謳われた「人間の尊厳は不可侵」という原則に反するとの反対論が根強い。Scheuklappen（馬につける目隠し革）という首相の言葉が物議をかもし出し、教会や野党キリスト教民主／社会同盟（ＣＤＵ／ＣＳＵ、以下キリスト教同盟と略す）はこれを厳しく批判した。

こうしたなかで首相はみずからが全委員を任命する直属の「国家倫理評議会Nationaler Ethik-rat」（http://www.nationalerethikrat.de/）を立ち上げようと構想した。二〇〇一年五月二日、新築なった首相府での初閣議でこの設置を決定し、年間四二〇万マルク（二億五千万円）の予算をあてることにした（第七章一五五頁以下参照）。じつはドイツには連邦議会のもとに「現代医療の法と倫理」審議会がすでに二〇〇〇年二月に設置されている（一五〇頁以下参照）。ここで現代医

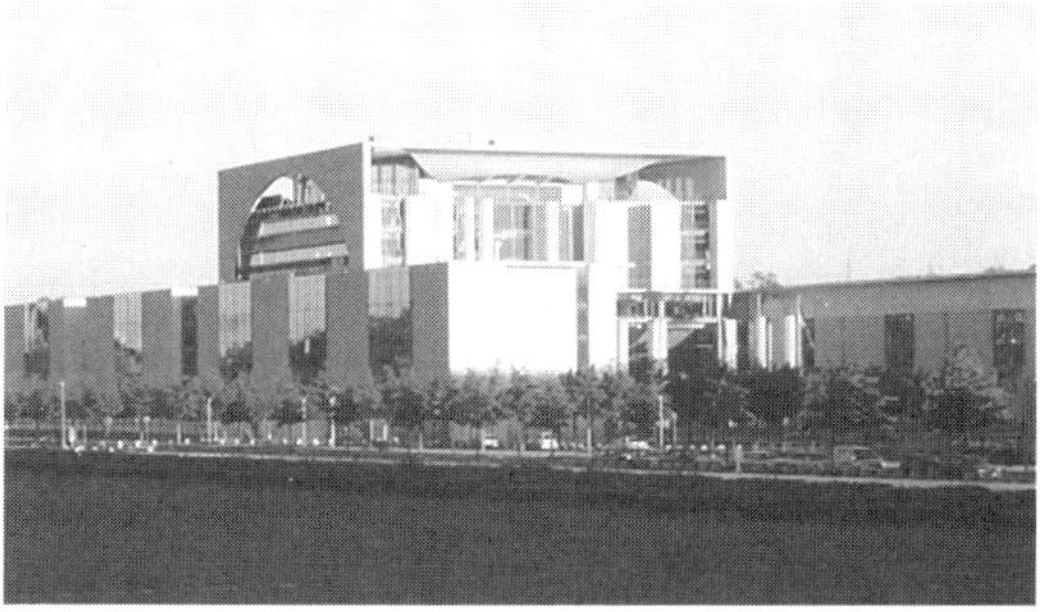

連邦首相府

療に関わる諸問題が包括的に審議されているのに、類似のテーマを扱う別の専門委員会を立ち上げた。この二重構造がそもそも問題視され、評議会の設置は「誤った誕生（Geburtsfehler）」とも評された（Frankfurter Allgemeine Zeitung. 2001. 5. 3 以下 FAZ と略す）。首相は議会制民主主義のもとに設置された既設の審議会を無用のものにすることを狙っている、と受けとめられた。キリスト教同盟議員団長メルツは評議会設置を「脱議会化・議会無視（Entparlamentarisierung）」と批判した（FAZ. 2001. 6. 1）野党だけではなく、連立与党である緑の党もこれを批判した。現代医療の法と倫理審議会会長マルゴット・フォン・レネッセ（Margot von Renesse, SPD）は、本審議会は国家倫理評議会の設置にかかわらず生命政策に関して討議する重要な審議会でありつづける、と述べた（FAZ. 2001. 5. 15）。同審議会の各党委員は五月一四日、

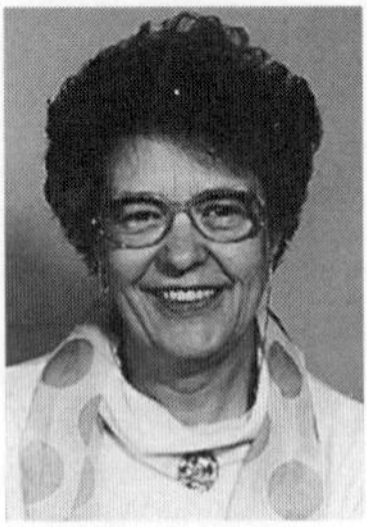

「医療問題に関する法的な決定は議会のみがなしうる。それゆえ現代医療の法と倫理審議会のみが、この決定を準備できる民主主義的な正統性をもつ」ということを強調した。

新しい倫理評議会が出来ても、すぐに新しい政策転換が出来るかは力関係による。まずは、二四人の委員の任命をめぐって綱引きが始まった。すでに幾人かが多忙を理由に断っている。いのちに関するドイツの議論の雰囲気からして、新しい政策への転換はそう簡単ではないように見える。

二　シュレイダーの社会倫理学

国家倫理評議会の設置が決定された翌日（五月三日）フランクフルター・アルゲマイネは生命倫理とバイオテクノロジーの問題だけで一面以上を使ってシュレイダー首相のインタビューを掲載した。このなかから、シュレイダーの本音と思われる部分を引用する。

「治療的効用と経済的効用を危険にさらしていいのかを考えなければならない。バイオテクノロジーは、ＩＴとならんで、21世紀のカギとなるテクノロジーの一つだ。一国がどのような発展の展望をもっているかという問いもまた、社会倫理的に重要な意義をもっている。そのような経済発展のカギを握るテクノロジーがもつ経済的チャンスをあえて活用しないままでいていいのか、というのが倫理の問題ではないとはけっして言えない。……わたしが議論のなかに持ち込みたい点は、経済的な展望に関する点だ。……議論にまだ欠けているのは、経済的なチャンスの活用に関する社会倫理的な視点だ。単に科学的あるいはジャーナリズム的・文芸批評家的にこの問題に関わるのではなく、能動的に政治に取り組もうとする者は、通常議論されているのとは別のもう一つの入り口を開いてやらなければならない。

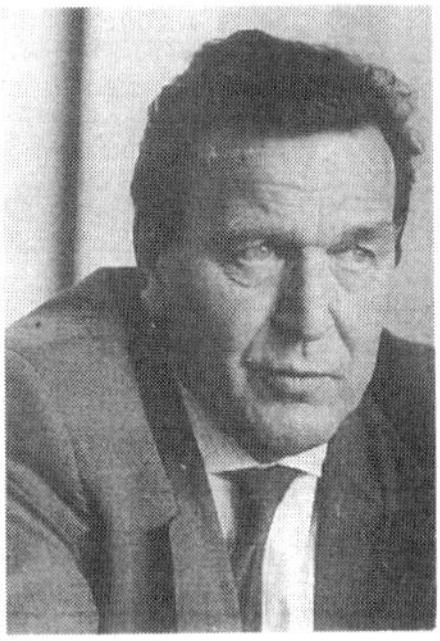

インタビューに応じる
シュレイダー首相

二つの論拠を許してはならない。一つは、経済的な活用を考えようとする者は汚らわしい守銭奴だという議論だ。そのことが経済的発展に対してどういう意義をもつかという社会倫理的視点は、一つの許される視点であるだけではなく、正当に考慮しなければならない視点でもある。……もう一つは、ドイツはナチズムの犯罪的な時代に人々を安楽死へと駆り立てられたのだから、われわれドイツ人はこうした問題に非常に控えめでなければならないという議論だ。こうした議論を受け入れることはわたしにはとうていできない。それはわれわれの社会秩序の質までをも疑問視する議論であるからだ。もしもわれわれが民主主義者として、そのような〔犯罪的な〕展開を阻止する自信を持てないというなら、民主主義という点で、そして理不尽なことに対して自己の信念を主張する勇気（Zivilcourage）という点で、健全でないということになるからだ」(FAZ. 2001. 5. 3)。

ヒト胚にも「人間の尊厳」を認め、生命を保護すべきか否かといったことが盛んに議論されているなかで、国の経済的発展についての議論が弱い、と強調している。

三　ドイツ学術協会の方針転換

このインタヴュー記事と同じ日（五月三日）に、またも驚くべきニュースが流れた。ドイツ学術協会（ＤＦＧ http://www.dfg.de）が幹細胞研究に関して突然の方針転換を発表した。ＤＦＧのヴィナカー会長はかねてから、倫理的に問題のある胚性幹細胞ではなく、ある程度分化した成体幹細胞から全能性に近い細胞質を発見することこそドイツの科学者が進むべき道だと、推奨していた。ところがこのたび発表された新方針「ヒト幹細胞研究に関するドイツ学術協会の提言」は、外国で作られたヒトＥＳ細胞を輸入して行う研究計画に科学研究費の交付を認めるというものだ。具体的には、ボン大学のオリヴァー・ブュルストレ（Oliver Brüstle アメリカで幹細胞について四年間修行を積んできた三八歳（当時）の細胞工学者）らの研究チームが外国から輸入したヒトＥＳ細胞を用いる研究に、科学研究費を支出するということであ

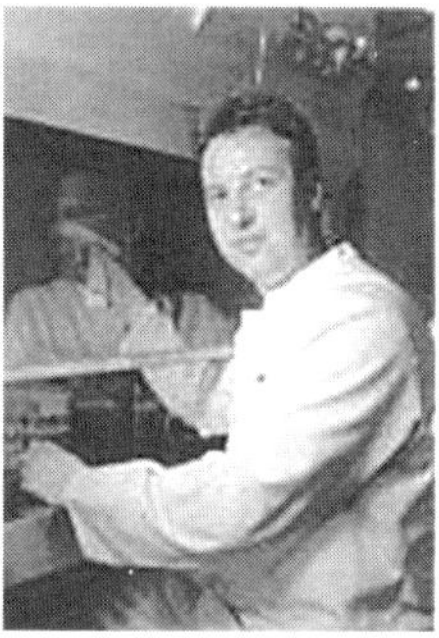

O. ブュルストレ
(Focus 8/2001. 2001. 2. 19)

る。新方針は「外国で、その国の法のもとで合法的に樹立されたヒトES細胞を用いた研究は胚保護法に抵触しない」と断言し、これを認める方向を打ち出した。ドイツには、胚の保護について世界で最も厳しいと言われる胚保護法（一九九一年施行）がある。国内でES細胞を樹立することはこれに抵触する。しかし外国で樹立されたES細胞を輸入して研究することは胚保護法に抵触しないという解釈がほぼ固まってきた。新方針は、胚保護法のもとでES細胞研究を可能にする唯一の道、ES細胞の輸入を提言している。

「まず幹細胞株の輸入という現に存在する可能性を活用し、ヒトES細胞の樹立と使用に関する国際的な研究水準に貢献することに、DFGの新方針は賛成する。これはドイツの科学者がES細胞を用いた国際的な研究に参画することを可能にする」。これが、第一歩。「第二歩として、ドイツの科学者もヒトES細胞獲得に能動的に関わる可能性を開くことが望まれる。なぜなら彼らも国際的な研究水準に参画すべきだから」と述べ、ドイツ国内でもES細胞を樹立できるようにする（そのためには胚保護法の改定が必要となる）ことを提言している。(2)

このままではドイツの科学者は国際的に孤立し、国際的な開発競争からとり残されてしまう。胚保護法の改定がむずかしければ、「法の網の目をくぐる」輸入という手段をとってでも、ES

細胞研究に参画すべきだ。こうした焦りがＤＦＧの方針転換の根底に見られる。

ここには「生命に対する人間による支配」というよりも、「人間に対する経済による支配」がある。ドイツのバイオテクノロジー産業はいま急成長している。この好調を持続し発展させたいというのがシュレイダーらの願いであろう。ドイツのバイテク産業は二〇〇〇年に売上げ52％増の一五億マルク（九〇〇億円）以上も伸びている。ヨーロッパ全体では38％増の一六〇億マルク（一四四〇億円）の伸びなので、ドイツは成長率でこれを上回る。ただしアメリカにはとても及ばない。ヨーロッパのバイテク企業における二〇〇〇年度の従業員は六万一千人、アメリカは一六万二千人。ドイツは一万人でアメリカに遅れること五年から一〇年。ドイツのすべてのバイテク企業を集めても、アメリカの巨大バイオ企業アムゲン（Amgen : http://www.amgen.com）の資本の時価評価八〇〇億ユーロ（約九兆円強）に遠く及ばない。ヒト胚性幹細胞研究の禁止が長引いているうちにドイツは新しいテクノロジーへのチャンスを失ってしまうと、医薬品研究者はおそれている（Die Welt. 2001. 6. 6）。イギリス議会がＥＳ細胞研究にゴーサインを出したとき、ブレア首相は「イギリスをバイオテクノロジーにおいて世界のナンバー・ワンにする」と豪語した。クローン羊ドリーを生んだ国の首相の発言である。ドイツの焦りはこのようなところから来ている。

四　大統領ベルリン演説の衝撃

このようにシュレイダー首相やドイツ学術協会がES細胞研究を推進しようとするさなか、五月一八日ベルリンでラウ大統領が着床前診断、ヒトES細胞研究、安楽死等を主題にした演説を行った。特筆すべきことに、この長時間におよぶベルリン演説は生と死をめぐるテーマだけに捧げられた。ドイツ政界に衝撃が走り、マスコミは一斉に大きく取り上げた。大統領があのようなテーマであのように力強い演説をするとは、だれも予想していなかったようだ。彼のこれまでの演説はあまり冴えなかったからだ。ラウはノルトライン＝ヴェストファーレン州首相（当時の党籍はシュレイダーと同じSPD）から大統領になったが、もとは牧師の息子である。「大統領はいまや自分のテーマを見つけたのだ」と或る新聞は書いている。「あれは演説 Rede では

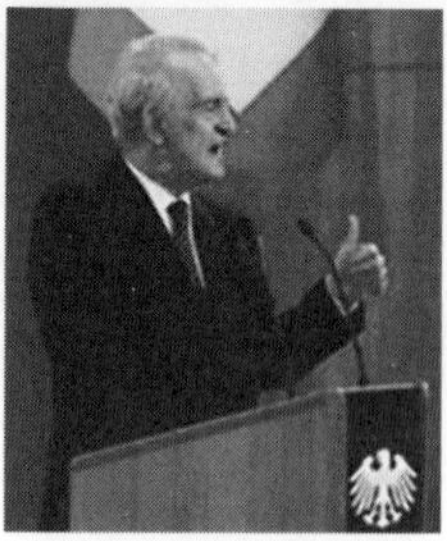

演説するラウ大統領
（ZDF の HP より）

なく、説教 Predigt だ」とも皮肉られた。たしかに「生と死」をめぐる問題ほど、「説教」にうってつけのテーマはないだろう。ラウはシュレイダーの姿勢を明らかに意識して、こう述べた。

「経済的な利益は正統（legitim）であり重要です。しかしそれは人間の尊厳と生命の保護と釣り合う（aufgewogen）ものではありません。生命の保護をいのちの始まりの時点で放棄する者は、まもなく同じことをいのちの終わりにおいても主張するようになるでしょう。そしておそらくこう問うでしょう。われわれは人生の終末に対して、あのような高い介護費用を払っている余裕があるのかと。高い介護費用を費やすことが経済的に見て合理的でないとするならば、老人と病人は早目に安楽死に同意しなければならなくなるでしょう」（ベルリン演説「すべてが善いことなのか？――人間の規準と尺度にあった進歩のために」Frankfurter Rundschau. 2001. 5. 19)。

いのちをその始まりにおいて破壊するＥＳ細胞研究と、可決されて間もないオランダ安楽死法を結びつけた議論だ。この論理で、着床前診断、ヒトＥＳ細胞研究、安楽死の合法化を、「人間の尊厳」に反するものと丸ごと斥けた。そして演説をこう結んだ。

「未来は開かれています。……わたしたちは多くの可能性、大きな可能性をもっています。それを人間の尺度（身の丈）に合った進歩と生活《いのち》（ein Leben nach menschlichem Maß）のために用いましょう」。

シュレイダー首相はおそらくこれを苦々しく聞いただろう。この演説の二日前、首相は貯蓄銀行協会大会での挨拶のなかで、バイオテクノロジーを発展させて新しい職場を創出すると述べ、遺伝子医工学の発展を失業対策のなかに位置づけた。このような経済的レベルに対して、人間の尊厳を謳うラウ演説の方が格調高いことは言うまでもない。しかし、この格調高さが国際市場競争経済の圧力にどこまで持ちこたえることができるかが注目される。「経済的な利益」と「人間として守るべき尺度」とのせめぎ合い。それはドイツ一国の問題ではないであろう。

ラウ大統領は首相の「イデオロギー的な目隠し」という言葉を意識して、こう言った。

「タブーは前近代社会の遺物ではなく、非合理性の印でもありません。タブーを承認することは、啓蒙された思考と行動の成果でありうるのです」。

啓蒙主義は前近代社会の非合理的な遺物に知性の光を当て、タブーを打ち破った。しかし同時に、けっして犯してはならない新しいタブー、「人間の尊厳」を不可侵とするタブーも設けた。啓蒙主義をタブー破壊の面だけで理解することの一面性を大統領は指摘した。自由民主党（ＦＤＰ）のある議員は、大統領演説は新しい技術がもたらす成果を怖れる勇気のなさを表していると酷評した。タブーを破壊する勇気に、「人間の尺度」をタブーとして守り抜く勇気。ここには、高度科学技術社会における「真の勇気」とはなにか？　という問いも提起されている。[3]

五　連立のきしみに三人の女性大臣の争い

教会関係者や神学者たちは、大統領は適切な時にとても大事なことを言ってくれたと絶賛した。ＳＰＤと連立を組む緑の党は大統領演説の二日前、遺伝子技術に対して厳しい保守的な姿勢を示

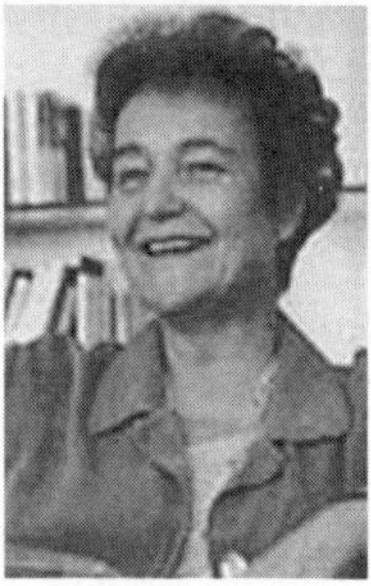
ドイブラー＝グメリン法務大臣（当時）

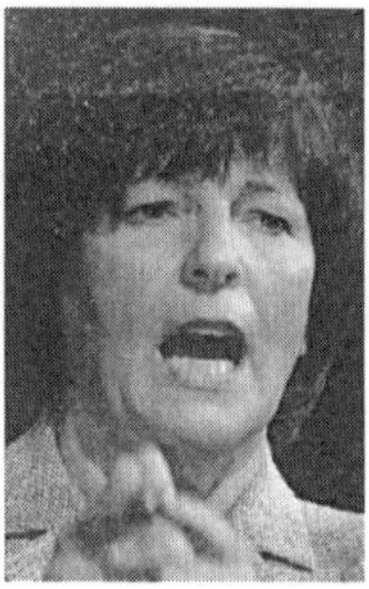
シュミット厚生大臣

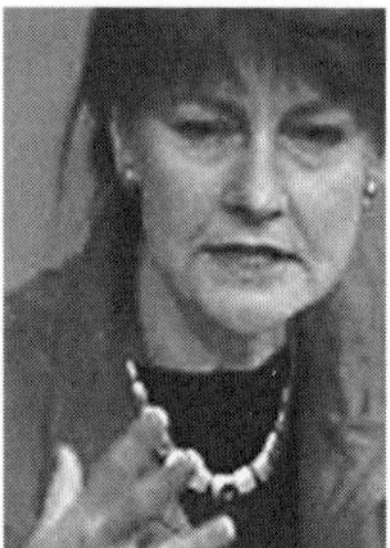
ブルマン文部科学大臣

す新政策を発表したばかりだった。大統領演説はまるでこの政策への支持演説のように聞こえただろう。キリスト教同盟は必ずしも一色ではないが、ある議員は遺伝子技術論争では「黒（キリスト教同盟）－緑」連立を組むべきだと主張している。

当のシュレイダー首相は、大統領の言った倫理的限界は当然必要としながらも、ES細胞からの臓器再生技術で救われることになろう多くの患者のことも考えるべきだと述べ、「21世紀のカギ」となるバイオテクノロジーのチャンスをなおも前面に押し出している。かくして生命倫理（Bioethik）問題は政治の中心テーマの一つにまでなり、以後Biopolitik（生命政策）という言葉のほうが頻繁に用いられるようになった。

生命政策をめぐる論争は連立の軋みを発しながら展開していった。論争は連立間だけではない。

ＳＰＤのなかも一枚岩ではない。生命政策に関わる法務、厚生、文部科学の各大臣はいずれもＳＰＤの女性大臣だ。この三人が生命政策をめぐって意見を異にしている。法務大臣ドイブラー＝グメリンは、胚を選別する着床前診断、胚を破壊するＥＳ細胞研究に断固反対を表明し、ドイツ基本法が「不可侵」とする「人間の尊厳」は胚に対してもあてはまるという考えだ（記事、写真とも FAZ. 2001. 5. 22）。ホスピス協会の代表でもあり、安楽死の合法化にも断固反対している。

シュミット厚生大臣はシュレイダー側に立つＥＳ細胞研究推進派だ。五月一七日ドイツ医師会大会で挨拶し、このままではドイツはヨーロッパのなかで孤立する。われわれは島国に暮らしているわけではないのです、と訴えた（記事および写真は南ドイツ新聞 2001. 5. 23）。ブルマン文部科学大臣もバイオテクノロジー推進派だ。所轄の大臣がこのように割れている。生命政策をめぐって連立も分裂状態、ＳＰＤも分裂状態である。議員の約三分の一がシュレイダー支持、残りは遺伝子技術政策の転換に反対という状況だ。

六　国民はどう考えているのか？

生命科学の進歩とそれがもたらす倫理問題について国民はどう考えているのだろうか？　エムニド調査研究所が五月二五日、千人に聞いた緊急調査結果を紹介する。

（1）遺伝子技術の限界をめぐる論争は
倫理的原則にしたがってのみ決めるべきだ。　71％
経済的議論も考慮すべきだ。　23％

（2）イギリスは人間の細胞のクローン作りを許可したが、ドイツは
治療用クローンに対して、まずその結果を見てからにすべきだ。　69％
治療用クローンの助けによる医学の進歩を止めてはならない。
このチャンスを逃さないために、ドイツは先導的役割を果たすべきだ。　30％

（3）ラウ大統領の演説はいい仕事をしたか？

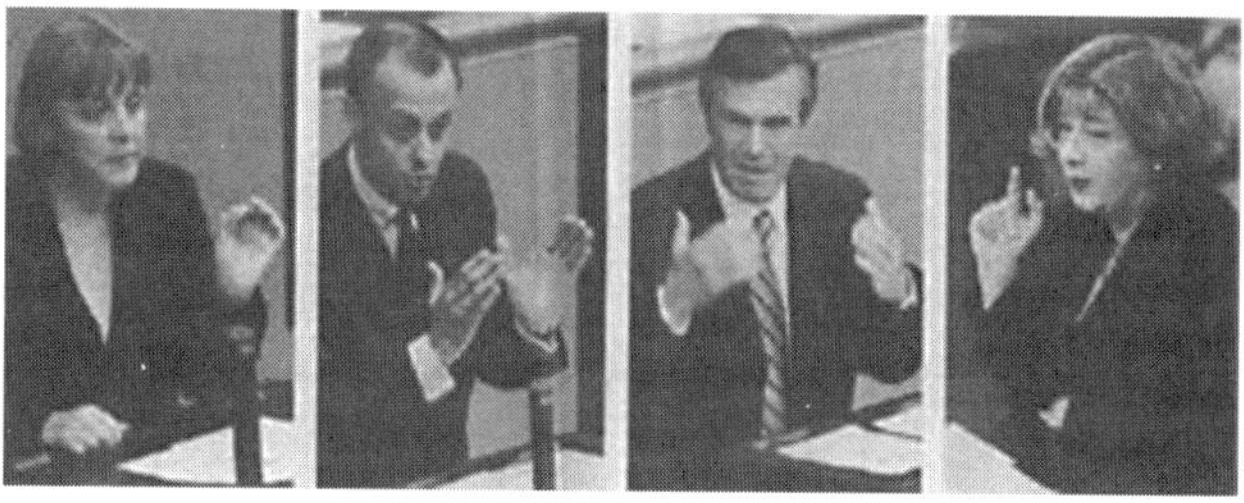

CDU メルケル党首　同メルツ議員団長　FDP ゲアハルト議員団長　緑の党フィシャー元厚生大臣
(FAZ. 2001. 6. 1)

そう思う　74％
そうは思わない　14％

七　連邦議会における「いのち」をめぐる論戦

五月三一日ついに生命政策が連邦議会の議題にのぼった。直接のテーマは着床前診断（Präimplantationsdiagnostik, PIDと略される）であるが、生殖医療のなかで「余った」[4]胚を用いるＥＳ細胞研究とも深く関わっている。各党党首クラスを含む四二人の議員が、人間のいのちはどの時点から始まるのか、ヒト胚はいつから保護に値するのか、などをめぐって演説し、議論は延々五時間以上にわたった。

キリスト教民主同盟（ＣＤＵ）はこの議題に関して意思統一をはかるため二日前に幹部会を開き、五時間以上議論した。

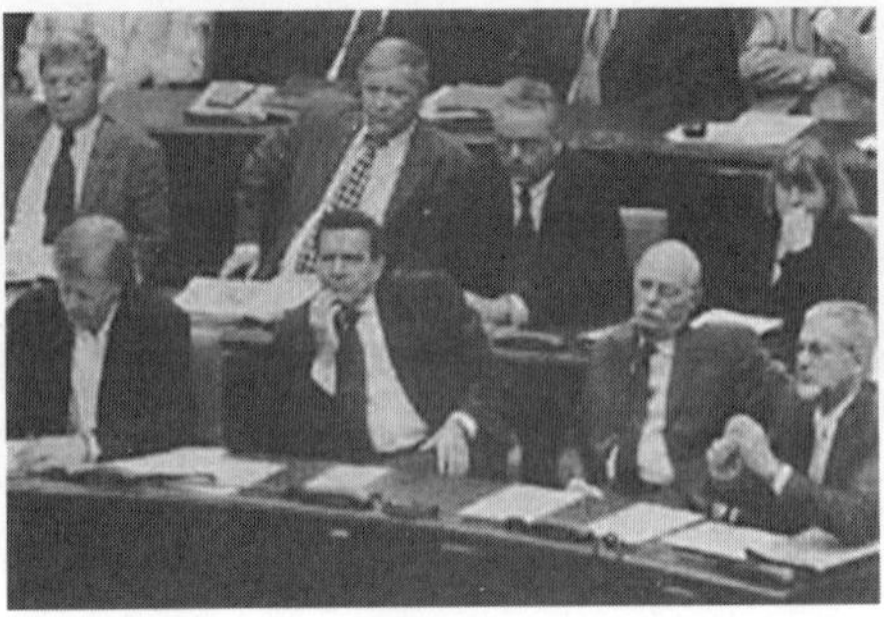

議員席最前列で討論を聞くシュレイダー首相。
(FAZ. 2001. 6. 1)

ヒトES細胞研究には反対を確認したが、着床前診断に関してはついに党の統一見解に達しなかった。バイエルン州の友党キリスト教社会同盟（CSU）党首シュトイバーはこれに怒りを表明した。CDU（Christlich-Demokratische Union）の「C」の意味が、つまり「キリスト教的」人間像が問われているとテレビは報じた。

最大与党SPDと最大野党CDUが党内分裂状態で討論に臨んだ。FDPは着床前診断に賛成、緑の党と民主社会党（PDS）は着床前診断に反対で、党内がまとまっている。いまはSPDと緑の党が連立政権を担っているが、緑の党は遺伝子技術の転換に厳しい姿勢をとっている。連立与党が割れているだけではなく、野党のCDUとFDPも立場を異にする。自由民主党（FDP）は遺伝子技術に関してはシュレイダー支持である。与野党間を越えて、赤

（SPD）－黄（FDP）すなわち社民・リベラル同盟と、黒（CDU）－緑同盟という傾向が生じている。この議会討論のあと、超党派の議員連盟「人間の尊厳のための同盟（Bündnis Menschenwürde)」が立ち上がった。FDPを除く各党の議員が呼びかけ人になっている。

八　バイオ・クーデター

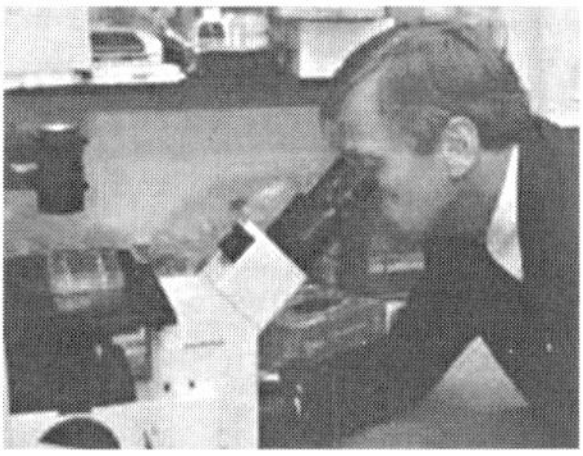

ハイファ大学の実験室で
顕微鏡を覗くクレメント首相
(FAZ. 2001. 6. 1)

この議会討論の翌々日六月二日、またも衝撃的なニュースが流れた。ノルトライン＝ヴェストファーレン州首相クレメント（SPD現連邦経済労働大臣）は州議会のなかで、ボン大学のブリュストレらの研究グループがイスラエルで作られたES細胞を輸入して行う研究に州の研究費を出すことを明らかにした。クレメント首相は連邦議会で生命政策が激しく議論されているその日に、ブリュストレをひき連れてイスラエルへ飛び、ES細胞を用いるハイファ大学とボン大学（両大学は姉妹校）の共

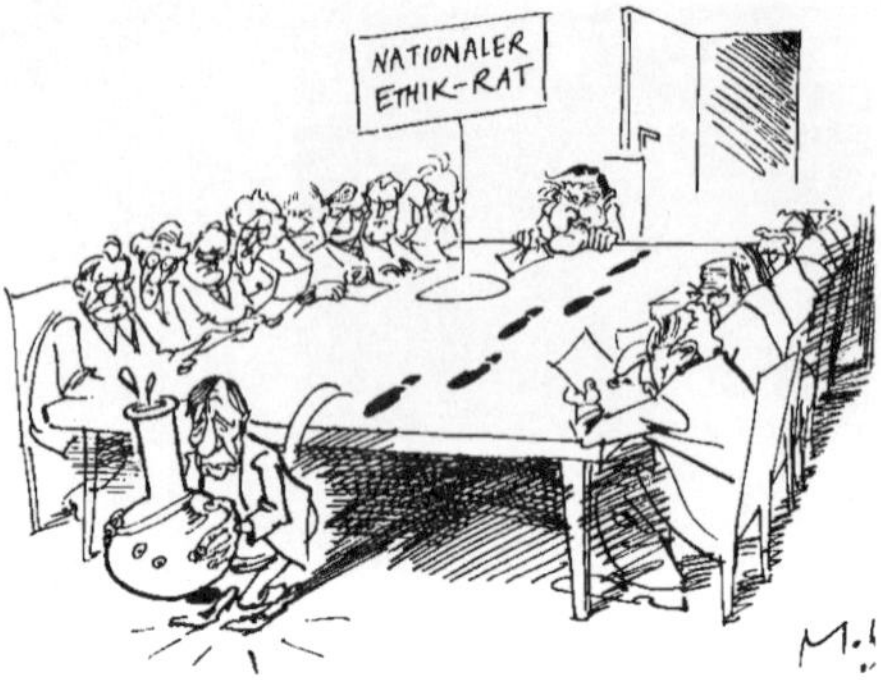

ES細胞を持って国家倫理評議会のテーブルを土足で渡ったクレメント州首相。中央はシュレイダー首相。FAZ. 2001. 6. 6

同研究のために州予算を提供することを約束した。ベルリンで胚の法的・道徳的地位をめぐって議論が始まったばかりなのに、ボン大学ではヒト胚性幹細胞から神経細胞などを作る実験が近々始まりそうな気配となった。これは連邦議会を無視した「暴動」に等しいと非難され、「バイオ・クーデター（Bioputsch）」と称された（FAZ. 2001. 6. 6）。

ノルトライン＝ヴェストファーレン州政府の連立パートナー緑の党は「法の網の目をくぐる研究に公的資金は出せない」との立場だ。

「ヒトES細胞の輸入を禁じるのは法律的にはかなり難しい。しかし法の網の目があったにしても胚保護法の精神は尊重すべきだ。その精神とは、胚を殺して得た材料でわれわれは研究する気はないということだ」（元連邦厚生大臣フィッシャー（緑の党）の見解）。

同州野党キリスト教民主同盟幹事長リュトゥガース（元連邦科学研究大臣）も、「クレメントは、連邦議会で討議中に既成事実を作ろうとしたことに対して、州議会で釈明すべきだ。これは公共の討論に対する無礼な無視だ」と批判した。

同州文部大臣ベーラー（SPD）はラウ大統領と親しく、「遺伝子研究論争に関してわたしは緑の党と同じ立場だ」と或る議員に明かした（Die Welt. 2001. 6. 6）。

SPD幹事長ミュンテフェリンク（同州党支部長。現SPD党首）さえも、クレメントの先走った行動は助けにならない。その件はまず国家倫理評議会で審議すべきことだ。生命政策をめぐってまだ議論が途中なのに既成事実を作るような印象を与えることは許されない。ES細胞を輸入する前に連邦議会が立場を明確にすべきだ、と述べた。

SPD議員団長シュテュルク（現国防大臣）も「遺伝子研究について性急な決定は許されない。

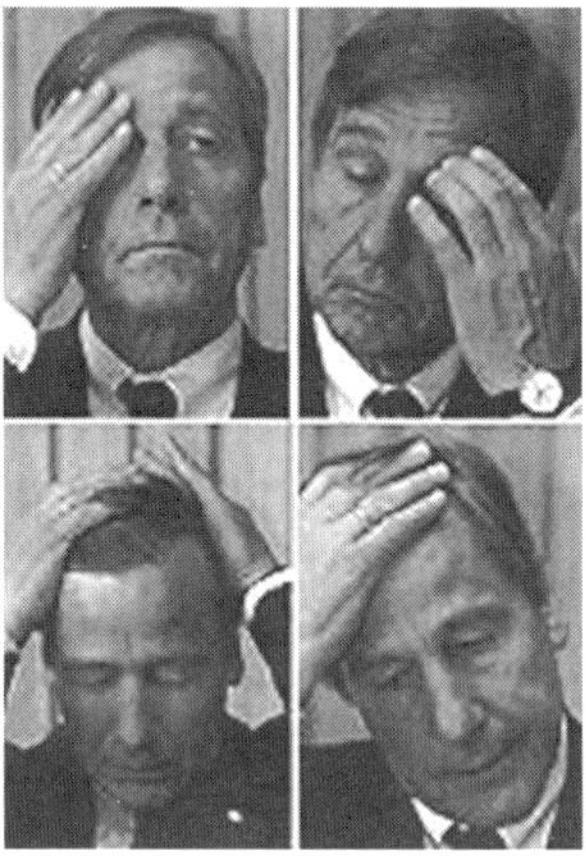

ZDFのHPより

先週の連邦議会での議論は、まだ協議の必要があることを明らかにした」と語った。

クレメント首相はこのような激しい批判に見舞われ（前頁の写真）、DFG（ドイツ学術協会）がブリュストレの科学研究費申請に対して下す決定（七月三日に予定）を待つと、ついに表明せざるをえなくなった。ボン大学病院倫理委員会は三分の二の賛成多数でブリュストレらの研究を承認したが、DFGが七月三日に彼らの科学研究費申請を承認するという条件つきである。学長室は、この胚性幹細胞研究はこれまで不治の病とされてきた患者に大きなチャンスを開くものだというコメントを六月五日に発表した。

九　ドイツ学術協会決定延期

六月一八日DFGは、七月三日に予定していた決定を延期すると発表した。政治レベルで議論が進行中なのに既成事実を作ってしまうとの批判を避け、国家倫理評議会の決定の先を行かないことにした。しかし遅くとも今年中（一二月七日まで）には決定するとした。CDUと緑の党はさらに二〇〇二年秋の連邦議会選挙のあとで議会が決定するまで待つべきだと主張している。このようにずるずると決定が先延ばしにされる状況を、ブリュストレはこう批判している。

「国際的な技術進歩にわれわれが追いつけなくなってしまう。もし二年間も間があくと、われわれは国際的な幹細胞研究のなかで立場を失ってしまう。問題は、かくも多くの患者にまったく新しい治療の可能性を約束する技術が、ドイツではモラトリアムを理由に二年間も沈黙したままになってしまうことができるのか、ということだ」。

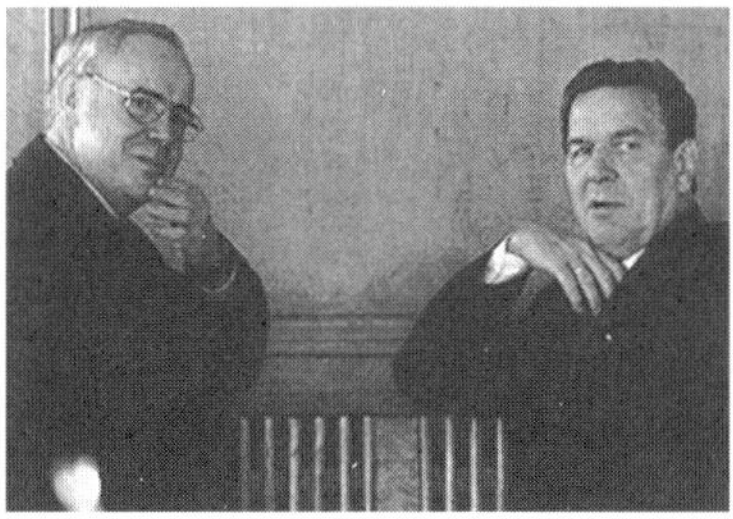
ZDFのHPより

一〇　国家倫理評議会初会合

六月八日、国家倫理評議会の初会合があった（写真は国家倫理評議会初会合で顔を合わせたシュレイダー首相とヴィナカーDFG会長）。シュレイダー首相は冒頭の挨拶のなかで、「これは議会に取って代わるものではなく（kein Parlaments-Ersatz）、国民に広く情報を提供することで、公共の啓発に貢献するものだ」と述べた（FAZ. 2001. 6. 9）。議会無視との批判を意識して、かなりトーンダウンした。それでも、ＥＳ細胞研究に対する方針は二カ月以内に出すとのことであった。夏休みがあるので結局九月末あたりではないかと予想された。

二　すでにＥＳ細胞はドイツに？

ブリュストレに続いて、ＥＳ細胞を輸入しようとする者がまた現れ、突然騒がしくなった。オーストラリアのES Cell Internationalというバイオテクノロジー企業がキール大学のシュテファン・ローゼ＝ジョン（Stefan Rose-John）にまもなくＥＳ細胞を引き渡す予定である、とフランクフルター・アルゲマイネが六月二八日に報じた。この報道に対してローゼ＝ジョンは、すでに契約が出来ているわけではないと否認した。しかしES Cell Internationalにどういう条件ならＥＳ細胞を提供してもらえるか問い合わせたことを認め、その回答がまだ来ていないと述べた。細胞引渡しに関する契約締結前に、医学部倫理委員会がこの研究計画に対する態度を明らかにしなければならないが、倫理委員会にこの議題はまだ提起されていないとのことである。

ＥＳ細胞の市場商品化は思ったより進んでいるようだ。研究者には五千ドルで提供されるが、しかしその研究者の会社が得た利益の七％まで、使用料として支払わなければならないというのが相場だ。

二　国民的議論

このようにとくに五月から六月にかけて生命倫理・生命政策をめぐる重大な出来事があいついだ。テレビのスイッチを入れれば、Embryonal Stammzellforschung（ヒト胚性幹細胞研究）、Präimplantationsdiagnostik（着床前診断）といった医学生物学の専門用語が日に何度も聞こえてくるという状況が続いた。

国民の関心もきわめて高い。六月一一日にブリュストレとカトリック道徳神学者へーファー教授の講演・討論会がボンで開かれた。ベートーベンの生家ちかくのカトリック教会に三百数十人以上の聴衆がつめかけた。用意された椅子ではまったく足りず、立ったまま二時間以上聞いていた人の方が多かった。わたしもほこりだらけの石の床にじかに腰をおろして、ブリュストレの目の前で聞くはめになった。初めにブリュストレがパワー・ポイントでスライドを投影しながら、ES細胞から神経細胞のもつれあった糸ができてくるプロセスを示し、これでパーキンソン病や多発性硬化症などで失われた神経細胞を補完することが期待できると説明した。ただし実際の臨床応用は一〇年先と断った上で、研究者は、法に触れるのではないかという不安なしに研究に打ち込める確かな道を必要としていると訴えた。

彼の上司であるヴィストラー教授も同席していたが、この過程のなかで胚が大量に消費されるというのは誤解であって、わずか一〇個以下の胚、しかも生殖医療のなかで余った胚からこのような細胞株ができると口をはさんだ。

道徳神学教授ヘーファー（ボン大学カトリック神学部）は、技術研究に対して倫理はいつも遅れるが、ES細胞研究についてはヨーロッパ全体の合意を形成することが重要だと述べた。

討論では多くの聴衆が発言を求めた。なかにはとうとうとしゃべり続ける人がいて、司会者が「演説ではなく短い質問を！」と注意しなければならなかった。ドイツはナチス時代にユダヤ人に対しておこなった非道の反省から、戦後「人間の尊厳は不可侵」とするドイツ基本法を定めた。このナチス体験がドイツ生命倫理学に重くのしかかっている。いのちを軽んじる事柄には、ただちに「人間の尊厳は不可侵」という基本法の精神が対置される。それなのに、いまのドイツ人がすれば法（胚保護法）に触れること（胚をつぶしてES細胞を作ること）をユダヤ人（イスラエル、ハイファ大学の細胞工学者）にやってもらい、それを輸入してドイツ人研究者が使うというのは、きわどい話ではないか。こうした問いを聴衆のひとりが提起した。「これはein pikanter Witz（ピリッとした、皮肉な、きわどい小話）だ」と後日、わたしの研修先の研究員が論評した。「人間の尊厳」をめぐってドイツ人とユダヤ人との間で新たな際どい物語が始まったと言えそうだ。

哲学者ハーバマースも論戦に参加してきた。彼が生命倫理に言及するのは初めてではない。すでにクローンについての論文を幾編か書いているが(5)、最新の議論を取り上げたマールブルク講演（二〇〇一年六月）などを含めて、『人間性の未来――リベラルな優生学への途上?』（*Die Zukunft der menschlichen Natur. Auf dem Weg zu einer liberalen Eugenik?* Suhrkamp. 2001）が一〇月に刊行された。ちょうど同時期ドイツ書籍出版協会平和賞を受賞し、この最新作が話題になるなかで、一〇月一四日大統領や首相らも列席して受賞式が催された。

最新作の目次は以下のようである。

序言

根拠のある抑制――「正常ないのち」への問いに対する形而上学以後の答えはあるか？

リベラルな優生学へ向かっているのでは？――人類の倫理的自己了解をめぐる争い

1　人間本性の道徳化とはなにか？

2　人間の尊厳 vs 人間の生命の尊厳

3　道徳の類倫理学的埋め込み（Die gattungsethische Einbettung der Moral）

4　自然に出来たもの（das Gewachsene）と作られたもの（das Gemachte）

5　道具化の禁止、生まれいづること（Natalität）と自分であること（Selbstseinkönnen）

6　優生学の道徳的限界

7　人類の自己道具化のペースメーカー？

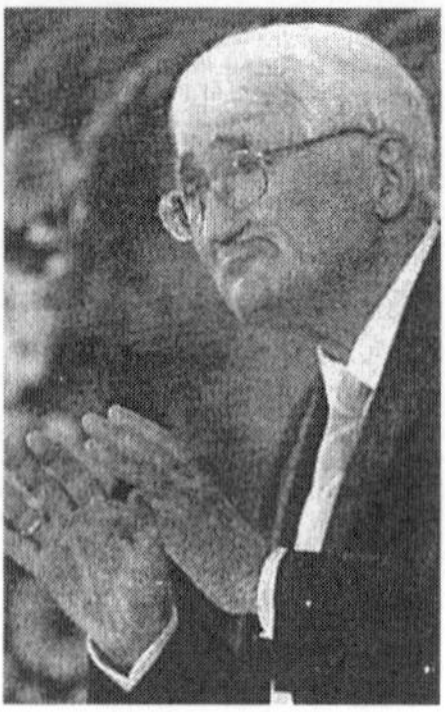

受賞記念講演をする
ハーバマース

このなかで「コミュニケイション的理性の哲学者」ハーバマースは、「胚を一個の物のように他の任意の目的のために道具化することは許されないという感情」を持ち出し、こう述べている。

「〃一つの胚は、たとえシャーレのなかで作られたものであっても、将来の両親の将来の子供であって、それ以外のものではない。それは他の目的の用に供してはならない〃（マルゴット・フォン・レネッセ「現代医療の法と倫理」審議会長）。このような意味をもつ胚を、将来人類を救うであろう研究のためと称して、道具化することによって、人類社会の倫理的基盤をなす自己了解、すなわちわれわれは道徳的に判断し行動する存在なのだという自己了解を危うくする。実験室で胚をつぶす研究を積み重ねるうちに、こうした実践に慣れて、人間本性に対するわれわれの見方が鈍感になっていく。それはリベラルな優生学への地ならしとなろう。そのなかにわれわれは今日すでに、〈未来における過去すなわち既成事実〉を認識できる。それを将来いつの日か、人間の弁護人が〃われわれが渡ってしまったルビコン河〃として引き合いに出すことがあるだろう」（S. 119）。

いのちの道具化を許せば、やがては、人間が人間として暮らす道徳的基盤が崩壊することになる。いわゆる「ダム決壊」論(6)である。そのような重大な決断の前にわれわれは立たされていると

いうのがハーバマースの状況認識である。（人類の倫理的自己了解をめぐる議論については第五章一三八頁以下で詳述）

一三　合意形成のむずかしさ

本来ならば、夏休み明けからこの国民的議論が再開されるはずだった。しかし九・一一同時多発テロとアフガニスタン戦争の陰に隠れて、マスコミが生命政策論争を取り上げる機会はきわめて稀になった。それでも、連邦議会「現代医療の法と倫理」審議会と国家倫理評議会とで審議が続けられてきた。前者は毎週月曜日、後者は月一回というペースである。いずれも、ES細胞の輸入を受け入れる意見と、これを固く拒否する意見とに割れていて、統一見解を出すことができなかった。

（1）連邦議会審議会の結論

審議会は幹細胞研究に関する見解に限定した中間報告書を一一月一二日に連邦議会議長に手渡

した。外国からのES細胞輸入について報告書は次のような両論併記になっている。

A　連邦議会と政府はヒト胚性幹細胞の輸入を阻止するために、あらゆる可能性を尽くすべきである。本審議会は人間の胚を研究目的に使用することは、たとえそれが外国でなされた場合でも、倫理的に是認できず、科学的にも十分な根拠をもたないとみなす。必要な基礎研究は、ヒト胚を研究に使用することに扉を開くことなく、(霊長類の胚性幹細胞や臍帯血幹細胞や成体幹細胞などの) ヒト胚以外の由来をもつ幹細胞によって、十分追究することができる。

B　外国で胚から獲得されたヒト胚性幹細胞の輸入を全面的に禁止することを憲法およびヨーロッパ法によって根拠づけることができるかは疑わしい。それゆ

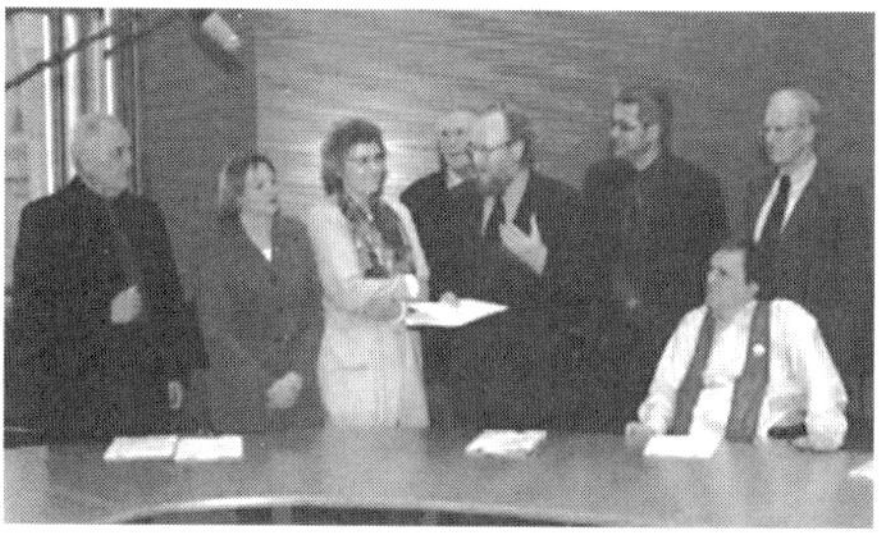

連邦議会議長（中央）にES細胞研究についての中間報告書を手渡す「現代医療の法と倫理」審議会メンバー。2001年11月12日。連邦議会HPより

えヒト胚性幹細胞の輸入は限定された前提のもとで許容されうる。その前提条件が満たされているかどうかは、国家によって権限を与えられ作業の透明性が確保された監督機関によって監視されなければならない。本審議会はとりわけ次の点を、輸入を許す際に必要な前提とみなす。

・輸入は、冷凍保存されたいわゆる「余剰胚」から獲得された、その時点ですでに現存する胚性幹細胞に限ること。

・輸入を申請する研究プロジェクトが適切でかつ必要なものであり、〔ヒト胚性幹細胞の使用と〕釣り合うものであることの詳細な説明がなされること。

・適格なインフォームド・コンセントの証拠があること。

このように限られた狭い許容条件のもとでの輸入は、輸入の許可をその時点ですでに現存する幹細胞株に限定することによって、研究目的のためにさらに多くの胚を死滅させることを妨げるという倫理的考量の枠内で許容される。こうした輸入の規則化は、ドイツにおける胚保護をこれまでの高いレベルで維持することを義務づけている。(7)

一一月一二日の票決の結果、二六対一二で、Aの輸入阻止が多数を占めた。（じつはドイツがのちにとった道はBに近いものとなる。）

(2) 国家倫理評議会の結論

国家倫理評議会が一二月二〇日発表した「ヒト胚性幹細胞の輸入に対する態度」は多岐にわたる論点を整理して、次の四つの選択肢に帰結するとしている。

A　ヒト多能性幹細胞を厳格な条件のもとで期限を限定して輸入することは倫理的に是認できる。それゆえ、余剰胚からそのような幹細胞を獲得することは国内においても許される。上記の輸入条件は国の研究費による研究に対しても、民間の研究に対しても適用される。

B　ヒト多能性幹細胞を厳格な条件と結びつけて当面期限を限定して輸入することに賛成する。

C　幹細胞株の輸入を当面拒否する（モラトリアム）。立法府は輸入について態度を明確にしなければならないが、その前にしかしES細胞に代る成体幹細胞研究の可能性や「余剰胚」の扱い等々の諸点を明らかにしなければならない。それら諸点の吟味は二〇〇四年末までに結論を出さなければならない。

D　幹細胞株の輸入は倫理的に許されない。人間の胚から幹細胞を獲得することは人間のいのちの許されざる道具化と見なされるから、そのような細胞の輸入は非難されなければならない。輸入された細胞には、その成立条件にともなう倫理的な汚点がついている。そのような細胞を輸入することは、それへの需要を高めることによって、輸出国で胚の消費〔破壊〕を促す要因となる。そのことは、胚の保護レベルがドイツにおいても低下することにつながる。(8)

一一月二九日の票決の結果、Bを支持する者一五名、うち九名は同時にAも支持。Cを支持する者一〇名、うち四名は同時にDも支持。つまり一五対一〇で輸入受け入れが多数を占めた。

このように票決数では、議会の審議会と首相府の評議会とで、あい異なる方向性が示された。

一四　国民的激論の政治決着

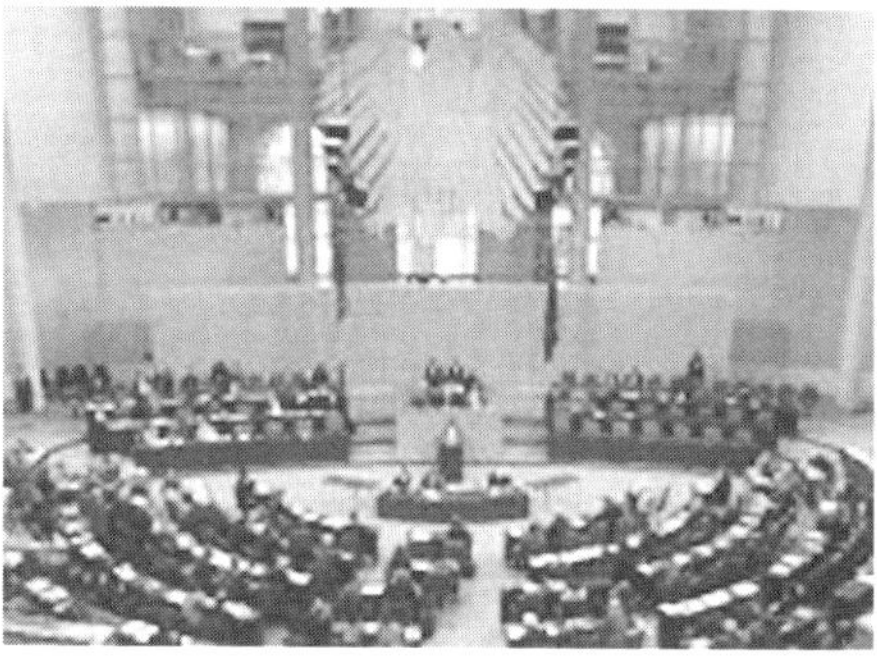

ES細胞輸入を審議する連邦議会
（ZDFのHPより）

両委員会の審議結果をふまえ、連邦議会は二〇〇二年一月三〇日、採決の結果、厳格な条件のもとでES細胞の輸入を認めることを決定した。ES細胞の輸入賛成三三九票。輸入は法律によって禁止すべし二六六票。決定をぎりぎりまで引き延ばしてきたDFGは翌三一日すぐさま、ブリュストレらの研究に科学研究費を交付することを決定した。

二〇〇二年四月二五日、連邦議会は「ヒト胚性幹細胞の輸入および使用に関わる胚保護を確保するための法律（Gesetz zur Sicherstellung des Embryonenschutzes im Zusammenhang mit Einfuhr und Verwendung menschlicher embryonaler Stammzellen. Stammzellgesetz StZG 幹細胞法

と略される)[9]」を過半数の賛成で可決（賛成三六〇、反対一九〇、保留九）。五月三一日連邦参議院で可決。七月一日施行となった。

同法第四条は輸入が認められる胚性幹細胞は「原産国において二〇〇二年一月一日以前に合法的に樹立され、培養、冷凍保存されている」ものに限定している。これはドイツ連邦議会の決定がES細胞の需要を高め、それを見込んで他国において胚の破壊が促されることのないように、すでに作成済みのES細胞に限定するという配慮からである。幹細胞研究を推進したいが、人間の生命の萌芽の破壊に手を貸したくないというドイツ人の良心を辛うじて守り抜くものとなっている。輸入される胚性幹細胞が厳格な諸条件に適っていることを審査するために、同法第八条は「幹細胞研究のための中央倫理委員会（Zentrale Ethik-Kommission für Stammzellenforschung. ZES)」の設置を定めている。この委員会は「九名の専門家」で構成され、「四名は倫理学および神学分野から、五名は生物学および医学分野から任命する」としている。委員会は二〇〇二年七月一九日に立ち上げられた。倫理学者二名、神学者二名、生物学者二名、医学者三名という構成で、生命倫理学者ジープ教授が委員長を務める。

幹細胞法によって胚保護法は緩められたのではなく、かえって強化された。胚保護法では、E

Ｓ細胞の輸入は違法とはされないからである。幹細胞法はこれに新たに厳しい規制を設けた形になる。施行後、二〇〇四年十月末までに七件の申請に対して研究が承認された。政府広報官は二〇〇四年七月末時点で、五件の申請について、いずれも法に照らして厳格に審査され、研究の自由と人間の尊厳がともに配慮されたと満足の意を表明した[10]（Ärztezeitung 2004. 7. 29）。

一五　研究用クローニングをめぐる新たな展開

第一五期ドイツ連邦議会（二〇〇二年一〇月－二〇〇六年九月）は二〇〇三年二月二〇日、人クローンの全面禁止をめざす決議を採択した。クローン人間作成だけではなく治療用クローンをも含めた全面禁止である。さらに、これに実行力をもたせるために、クローン禁止の国際条約をめざすこととなった。社会民主党（ＳＰＤ）、緑の党、キリスト教民主／社会同盟（ＣＤＵ／ＣＳＵ）の共同提案で、賛成多数で決定した。自由民主党（ＦＤＰ）は治療用クローンは解禁すべきという立場から、反対した。

ところが、再生医療に役立てるためのクローン技術の解禁を求める圧力は依然として続いた。

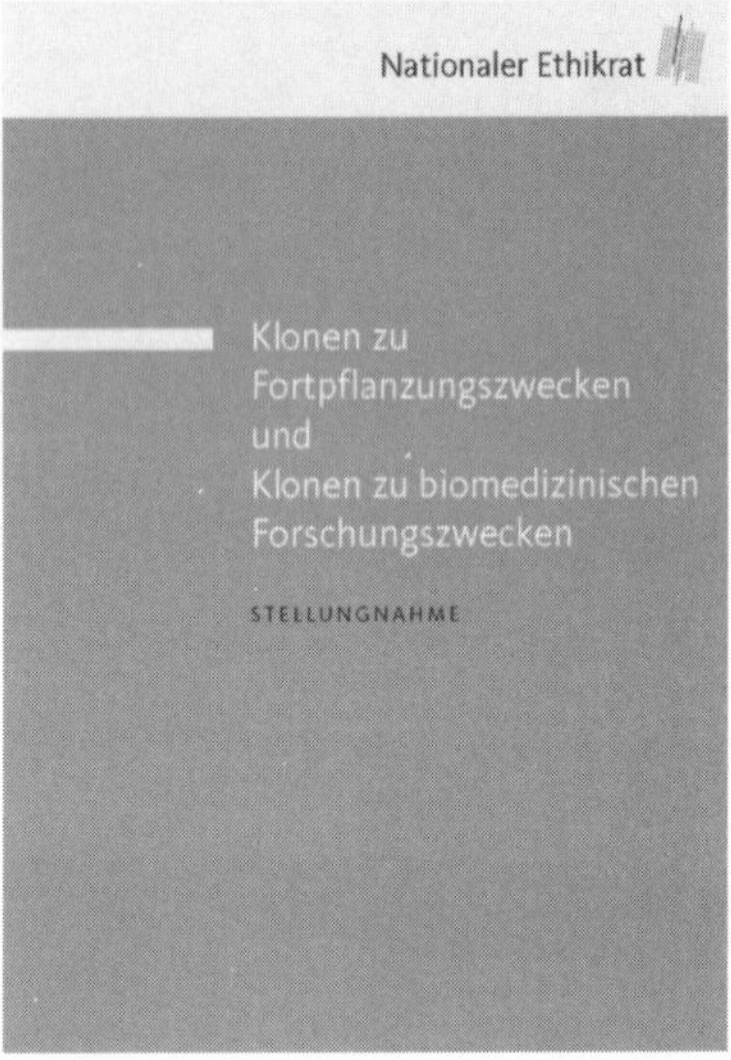

クローン技術を治療に役立てようとする研究は「治療用クローニング」と呼ばれる。核を取り除いた受精卵に患者の体細胞から取り出した遺伝子を組み込んだクローン胚を作成し、そこからES細胞を樹立して、さまざまな細胞や組織に分化させれば、糖尿病やアルツハイマー病などの治療に拒絶反応のない移植治療を実現できるかもしれないと期待されている。二〇〇四年二月に韓国の研究者が初めて人クローン胚からES細胞を作り出すことに成功した。イギリスでも八月、同種の研究が開始された。わが国でも同年七月に、総合科学技術会議がこれにゴーサインを出した。バイオテクノロジーをめぐる国際的な競争が激しさを増すなかで、ドイツ国家倫理評議会はこのテーマを一年以上にわたって審議し、二〇〇四年九月一三日、新しい見解「生殖目的のためのクローニングと医学生物学研究目的のためのクローニング」（Klonen zu Fortpflanzungszwecken und Klonen zu biomedizinischen Forschungszwecken）を発表した。見解は七〇ページに及ぶ。[11] ちょうどこの新見解発表の四日前、ベルリンにある国家倫理評議会の事務局を訪問し、トイヴセン事務局長にインタヴュー取材を行ったので、それをも含めて紹介する。

研究用クローニングについて、国家倫理評議会はついに意見の一致を見ることはできなかった。評議会は採決を断念し、三論併記の見解を発表した。

A　クローン胚作成反対

論拠――生命《いのち》は卵細胞と精子細胞との核融合をもって始まる。クローニングにおける核移植はこれに匹敵する。クローン胚もひとりの独自の人間へ発展する可能性をもち、尊厳の保護と生命の保護を受ける。生殖用クローニングと研究用クローニングとで、この点に区別はない。クローン胚を滅失してES細胞を作成することは、生命の道具化であり、許されない。

B　厳しい条件のもとで作成許可

論拠――クローニングによって作成された胚盤胞（胚と言っていないことに注意）を治療目的の

基礎研究に用いることは原理的に許される。クローニングによって作成された胚盤胞に人格の身分を認めるよう道徳的にも命じられていないし、それを人間の尊厳の担い手、生きる権利の担い手とみなすよう基本法も命じていない。

C　現時点において研究目的でのクローン胚作成は倫理的に許されない

論拠――クローン胚から樹立されたES細胞によって難病を克服できるかも知れないという見通しはまだまったく不確実である。核内のゲノムだけではなく卵細胞のミトコンドリア内にも遺伝子が存在する。これらの遺伝子の産物が移植された体内で異物として認識されないか、これらの細胞に対して拒絶反応が起きないか、これはまだ誰にも分からない。類似の動物実験でこうした問題が解明されないうちは、免疫システムとの調和を、クローン胚からES細胞を樹立する必要性の論拠に挙げることは時期尚早である。

この実験に必要となる大量の卵子の獲得〔韓国での先の実験では、じつに一六人の女性から二四二個の卵子の提供を受けた〕には大きなリスクがある。採卵にはリスクがあり女性に負担をかける。資源が限られているため、卵子の商品化、女性の肉体の商品化が懸念される。こうした背景からして、卵子の自発的な提供の証明、インフォームド・コンセントの吟味はほとんど不可能である。

倫理的に許容される成体幹細胞を用いた研究がまだ十分尽くされていない。クローン胚からES細胞を樹立して臓器の形成をめざす研究は、他に代替可能性がなく他より優先される高いレベルの正当性をもった研究とは言えない。

それぞれの意見には委員の名前が挙げられている。A五名、B一二名、C五名という意見分布であった。委員は二五名なので、三名の委員が署名していない。この点を国家倫理評議会の事務局にメールで尋ねたら、残る三名は「いずれにしても研究用クローニングに懐疑的で、少なくともBではない」との回答であった。

研究推進派が最も多かったが、過半数を超えていない。これをふまえて、評議会はこう結論している。

「研究用クローンニングについての共通勧告。

国家倫理評議会は、上述のような意見の相違にもかかわらず、ドイツにおいて研究用クローニングはいまのところ（gegenwärtig）認められないという勧告で合意している」。

新見解の結論はこの三行である。これは妥協の産物である。治療用クローニング研究推進派が多数であるのに、それを「許されない」とし、しかも「いまのところ」という限定つきである。今後の情勢次第で再検討の可能性に扉が開かれている。他国で新たな研究成果が発表されたりすれば、研究解禁への圧力が強まることは必至だ。事務局長に日本の七月の決定を話したら、すでに知っていた。むしろ、ゴー・サインは出たけれども実際に研究の申請が出されるのはいつごろかを非常に知りたがっていた。日本でも研究が始まれば、それも確実に圧力になると予想しているからだ。

三論のなかで注目すべき論点を提示しているのはCであろう。クローン胚由来のES細胞から組織や臓器を形成する研究を進めれば、難病克服も期待できるという論に対して、Cは免疫システムとの調和を、クローン胚からES細胞を樹立する必要性の論拠に挙げることは時期尚早と断言している。現時点での研究段階を冷静に見すえた上で、倫理的判断がなされなければならないという立場である（詳しくは第三章、八一頁以下参照）。

一六　この議論の根底にあるもの

この間のドイツの激論、わたしはこのなかに人類史の過去・現在・未来がぶつかりあって発する火花を見る思いがする。すなわち

①　ＩＴの次はＢＴ（バイオテクノロジー）という国際市場経済競争、グローバリズムの抗しがたい圧力、目先の経済的利益という**現在**のテーマ。これは激しい変化を促す。

②　人間の生命、胚、胎児等に対する態度。**過去**から引き継いできた生命観・人間像。これはそう簡単には変わらない（第二、三章参照）。

③　医療の細胞工学化の未来像。遺伝子治療──→増進的遺伝子操作（Enhancement）、遺伝子ドーピング──→人間改造。こうした趨勢のなかで「人間とは何者なのか」という自己了解が揺らいでいく。人間としてのアイデンティティをどう守るのかという**未来**世代への責任（詳しくは第五章）。

バイオテクノロジーの先導的研究をめぐる議論には、このような人類史的な問いが潜んでいる。とりわけ幹細胞研究とそれを応用する再生医工学は不老不死の夢に迫ろうとする志向をはらみ、深い射程をもった人間学的問いを投げかけている（第五章）。

第二章　「人間の尊厳」の意味内容

前章では、生命政策とりわけＥＳ細胞研究をめぐるドイツの激しい論戦を追ってみた。この議論のなかで最も厳しく問われたのは、胚の取り扱いについてであった。ＥＳ細胞はいのちの本《もと》である受精卵を破壊して樹立される。それは道徳的に許されるのか？　体外受精によって作られた胚であっても、子宮に移植されたならひとりの人間へと発達する潜在力をもっている。ＥＳ細胞樹立のためにこれを破壊することは、「人間の尊厳」原理に反するのではないか。こうした問いが繰り返し提起された。「人間の尊厳は不可侵」はドイツ基本法にも定められていて、否定できない至上命令である。しかしいまこの原理は生命科学の発展のなかで、改めて問い直されている。これをめぐる論点を、ドイツ連邦議会「現代医療の法と倫理」審議会答申の議論などを参考に整理してみる。

一　時代のキーワード「人間の尊厳」

人間の尊厳という概念は非常に古い歴史をもつが（後述）、これが明確に憲法原則として確立されたのは戦後のことであり、その歴史はまだ浅い。世界人権宣言（一九四八）が初めてこの原理を導入した。第一条曰く。

「すべての人間は生まれながらにして自由であり、かつ尊厳および諸権利について平等（free and equal in dignity and rights）である。人間は理性および良心を授けられており、互いに同胞の精神で行動しなければならない」。

秋葉悦子によれば、宣言の起草に中心的に関わったジャック・マリタンは宣言を諸権利の単なる列挙・メニューに終わらせないためには、諸権利を調和させうるようなチューイング・フォーク（調律用音叉）がいると考えた。そこで導入された鍵概念が人間の尊厳だった。諸権利はそれに依拠し、それによって互いに制約され統合される。(1) 第二二条曰く。

「すべて人は、社会の一員として、社会保障を受ける権利を有し、……自己の尊厳と自己の人格の自由な発展（his dignity and the free development of his personality）とに欠くことのできない経済的、社会的及び文化的諸権利を実現する資格を有する（is entitled to realization... of the economic, social and cultural rights)」。

これは権利の宣言である。しかし権利は、権利を宣言し主張することによって実現されるのではない。権利は、他者がその権利を認め尊重し保護することによって、初めて実現される。他人の権利を認め尊重保護すること、これは他人に対する義務である。この義務が果たされることによって、権利が実際に成り立つ。このことからしてすでに、権利をアトミズム（社会を要素の集合として見る見方）から理解することは不可能である。権利も、その基盤にある尊厳も、すべての個人に本来的に内在するというのが、現代社会の基本合意であるが、それらはアトム（原子）としての個に内在するのではない。尊厳の保護と権利の実現の保証は、それらが互いに尊重される共同社会のなかにある。「社会の一員として」という語はそのことを含意している。それゆえ、すべての個人は共同社会と他者に対して義務を負う。第二九条曰く。

「一　すべて人は、その人格の自由かつ完全な発展がそのなかにあってのみ可能である社会に対して義務を負う。

二　すべて人は、自己の権利及び自由を行使するに当っては、他人の権利及び自由の正当な承認及び尊重を保障すること、ならびに民主的社会における道徳、公の秩序及び一般の福祉の正当な要求を満たすことをもっぱら目的として法律によって定められた制限にのみ服する」。

世界人権宣言は「権利の宣言」ではなく、むしろ「義務宣言」だと指摘されている。(2) この条項にそれがよく表れている。世界人権宣言を個人主義の宣言と読むことは不可能である。それは大陸ヨーロッパの伝統を色濃く反映した共同体的自由論の上に立っている。(3) ドイツの生命倫理学は「人間の尊厳」原理から出発する点に特徴をもつが、それはこうした思想傾向と密接に結びついている。

もちろん世界人権宣言が冒頭で「人間の尊厳」を謳い、翌年にドイツ基本法（一九四九）が第一条に「人間の尊厳は不可侵である（Die Würde des Menschen ist unantastbar.）。これを尊重し擁護することはあらゆる国家的権力の義務である」と謳った直接的な動機は、言うまでもなく世界大戦やナチズムの悲惨な体験にあった。ファシズムと悲惨な大戦をくぐり抜けて、世界は、決して繰り返してはならない歴史の教訓として、「人間の尊厳」という原理を確認した。

生命倫理学分野においても近年「人間の尊厳」はキーワードになった。「ヒトゲノムと人権に関する世界宣言」（ユネスコ総会、一九九七）曰く。

「第一条　ヒトゲノムは人類社会のすべての構成員が根源的に一つであることの根底であり、彼らに内在する尊厳と多様性（inherent dignity and diversity）を承認することの基礎である。

第二条　a　なんびともその遺伝的特徴のいかんを問わず、その尊厳と諸権利が尊重される権利（right to respect for their dignity and for their rights）を有する。

b　その尊厳のゆえに、個人をその遺伝的特徴に還元してはならず、またその独自性と多様性を尊重しなければならない」。

わが国の「ヒトゲノム研究に関する基本原則」(二〇〇〇)第二条にも同様の精神が謳われている。それをふまえた「ヒトゲノム・遺伝子解析に関する倫理指針」(二〇〇一)も「人間の尊厳および人権が尊重され、社会の理解と協力を得て、研究の適正な推進が図られることを目的とし」、「基本方針」の冒頭に「人間の尊厳の尊重」を謳っている。このように「人間の尊厳」はこの種の憲章や指針ではいまや必ず触れなければならない言葉になっている。

第一章でも触れたように、筆者は滞独中「人間の尊厳」という言葉を耳にたこができるほど聞かされた。着床前診断やヒト胚性幹細胞研究、安楽死の合法化などをめぐって、政治家、教会関係者、神学者、倫理学者たちはいのちの始まりと終わりにおける「人間の尊厳」をお題目のように唱える。だが、この言葉の中身をいちいち説明はしない。ドイツ人の基礎的教養として共通認識があるからだ。例えばギムナジウムの政経の教科書には「人間の尊厳」という章があり、十数ページにわたって、その概念の歴史と憲法的規定を詳しく説明している。さらに「人間の育種や

クローニングが基本法第一条と両立しうるか議論しなさい」といった、生命倫理における応用問題までついている。(4)

人間を物のように手段化してはいけない。すべての人間を自律的な人格主体として尊重する。おそらくこれが現代世界の基本合意である。これを哲学の言葉として端的に表現したのはカントである。

「人間はある尊厳（ある絶対的な内的価値）をそなえている。……自分の人格の内なる人間性こそ、自分が他のあらゆる人間から要求できる尊敬の対象なのだ」（『道徳の形而上学』一七九七年、第二部第一一節）。

このような尊厳概念は直接的にはルネサンスに発し、啓蒙主義によって展開され、近代自然法思想のなかで人権と不可分の概念としてとらえられてきた。しかし、それに先立って長い概念の歴史がある。ヘレニズム起源の「人間の尊厳（dignitas hominis)」、そしてヘブライズム起源の「神の像（imago Dei)」という二つの流れがある。前者は、理性の働きとそれにもとづく道徳的な気高さにこそ人間の価値と尊厳があるとする知性的な伝統である。後者は、人間は神に似せて造られ「神の像」を宿しているがゆえに尊いとする宗教的伝統である。人間本性に内在する尊厳と、神に原型を求める「神の像」とは、もとは本質的に異質な概念である。この二概念が緊張関係を孕みながら、複雑にからみあって展開し、今日の「尊厳」概念が形成されてきた。(5) その結果現在では、人間は①知性（理性）と②自己完成能力と③自由意志をもつがゆえに尊厳に値する、と理解されるに至った。(6)

二　問い直される「人間の尊厳」

このような歴史的な厚みをもつ言葉ながら、「人間の尊厳」はいま改めて、その意味内容が問い直されている。主に次のような疑問が提起されている。(7)

（1）「人間の尊厳」は、その内容が曖昧であるにもかかわらず、インフレ的に使用される。まるで「伝家の宝刀」のごとくに持ち出され、議論をそこでストップさせ、それ以上の議論を封殺する役割を果たす。(8)

（２）人間の尊厳は、人間は神に似せて造られ「神の像」を宿しているがゆえに尊いとするユダヤ教・キリスト教的な伝統を前提にしている。それゆえ世俗化された社会で、これを憲法の原則に掲げるのは政教分離の原則に反する。

（３）「人間の尊厳」は、ヨーロッパ文化に根ざした思想であるから、この理念を異なる文化的伝統をもつ社会にまで押しつけるのは、多文化社会の時代にふさわしくない。

（４）「人間の尊厳」は個人の尊厳を意味するのか、それとも人類（人間性）としての尊厳を意味するのか、明確ではない。

（５）「人間の尊厳」の担い手は誰か。胎児や着床前のヒト胚、同意能力をもたない人は、尊厳の保護の対象となりうるのか？

このような異議について「現代医療の法と倫理」審議会答申がどう答えているかを、次に見てみよう。

（1）人間の尊厳と人間の諸権利

人間の尊厳を肯定的に定義するのは意外と難しく、むしろ尊厳が侵害された状態はどういう状態かという方が分かりやすい。例えばナチズムによるユダヤ人大量虐殺は、人間の尊厳が侵害された究極の事例だという話は直感的に理解できる。ギュンター・デューリヒ（Günter Dürig）の有名な客体化公式＝「具体的人間が客体に貶められ、単なる手段、代替可能な量とされたときに、人間の尊厳が問題となる」、これも尊厳が侵害された事態からの消極的（否定的）アプローチである。[9] しかしこの定式化もアプローチの第一歩を示しているにすぎない。何をもって尊厳の侵害とみなすかをめぐって、ドイツの法廷でしばしば争われた。人間の尊厳という論拠がむやみに持ち出され、「インフレ的に使用される」ケースがままあったからだ。例えば、公用の郵便物の宛名で自分の名前のウムラウトöが自動化によってœと記されたことによって尊厳が侵害されたと訴え、三つの審級の裁判所で争ったケースなどがある。[10] こうした傾向に対して、人間の尊厳を「小銭（kleine Münze）」に落ちぶれさせてはならず（デューリヒ）、どうしても必要となったときにのみ手をつけるべき「非常用の食料（eiserne Ration）」（グラーフ・フィツトゥーム Graf Vitzthum）としてとって置くべきだという考えが有力である。[11]

審議会答申はこうしたインフレ的使用を退けた上で、人間の尊厳の保護という要《かなめ》から基本的な諸権利を「扇状に導出・展開する（Auffächerung）」[12] ことによって、尊厳の内容を豊かなものにしようとする。要《かなめ》の位置にある「人間の尊厳」原理と、そこから「扇状に展開する」「基本的な諸権利のカタログ」。これは諸権利の単なるメニューを調和させるチューイング・フォークというジャック・マリタンの考えと合致する。扇は「個人に関して」と「社会的相互性に関して」の両方向へと広がる。

A　医療倫理学・研究倫理学の原理としての「人間の尊厳」

「人間の尊厳から帰結する基本的な諸要求は、みずから思考し意欲し行為する主体であることができるという、人間に固有の能力に関わる(13)」。

それゆえ「個人に関して」は、「人間の尊厳」原理から、個人の自由・自律と主体性の尊重という原則が医の職業倫理・研究倫理学の基礎に据えられる。とりわけ被験者に直接利益をもたらさない医学実験、および同意能力をもたない人に対する研究において、この原則が遵守される必要がある。これはナチズム医学の忌まわしい経験をもつドイツにとって、必須の強調点であろう。

さらに今後、遺伝子レベルの基礎研究が医学にとって「倫理的義務」となっていく状況のなかで、患者や被験者が「道具化」され尊厳が奪われることのないよう、インフォームド・コンセントの遵守が研究倫理学上の規準として重視される。

B 「人間の尊厳」の社会倫理学的展開

「社会的相互性」の場面では、「人間の尊厳」原理は「主体の基本的諸権利」の三形態として展開する。すなわち

① 個人の自由権（individuelle Freiheitsrechte）＝自由と自己決定の原理
② 社会保障請求権（soziale Anspruchsrechte）＝同権と非差別の原理
③ 政治的参画権（politische Mitwirkungsrechte）＝連帯と政治参加の原理

である。[14]

「人間の尊厳」原理から「個人の自己決定の保護と人格性の自由な展開への権利」が導かれ、他方でこれがアトミズム的な「自由」へと拡散することなく、連帯原理（Solidaritätsprinzip）と結びついて、相互支援の絆を強める形で展開することが重視されている。ここにドイツ的な特徴

を見ることができる。実際、「連帯」[15]はドイツの倫理学者や政治家や教会関係者が今日しばしば強調する言葉である。答申は連帯を福祉国家にとっての社会倫理学的原理として位置づけ、こう述べている。

「連帯は、生活共同体における人間同士の相互支援から出発し、主体の基本権として社会保障請求権を強調する。それは、物質的困窮、病気、障害、高齢といった状況にある人が共同体に対してケアと支援を請求することができる権利のことである。このことは社会的なレベルでは、社会保障請求権を制度的に保証する必要を指示している。個人の基本権とそれに対する国家の保護義務に並び立つのは、福祉国家原理（das Sozialstaatsprinzip）である（基本法第二〇条第一項）。その原理から、とりわけ、弱者を保護せよという要請、分配の正義を保証せよという要請が導かれる[16]」。

今日グローバル化のなかでアメリカ流の競争原理が怒濤のようにヨーロッパや日本になだれ込んできている。こうした緊張を意識しながら、答申は人間が「自由にして依存的な存在である」

ことを見据え、個人の自由権の発展を同時に連帯社会（Solidargemeinschaft）のなかに埋め込んでいこうとする。

「連帯は個人主義や競争や業績主義との緊張関係のなかにあって、もろもろの社会的な構造と制度を秩序あるものへと政策的に具体化していくことを教える。そうした具体化は、自由にして依存的な存在である人間にふさわしいものでなければならない(17)」。

ドイツの生命倫理学も自律（自己決定）尊重の原理を当然重視している。しかしながら、それが自信過剰な自己決定権に傾くことにブレーキをかけるような錘《おもり》の存在がいつも感じられる。それが、ここで展開されているようなふくらみをもった「人間の尊厳」概念であり、とりわけ「連帯原理」である。そもそも人間は、啓蒙主義が強調するような、強い意志をもった独立した主体であるとは限らない。このような人間像は一面にすぎない。人間は誰しも、他者（とりわけ母）の世話《ケア》なしには一時も生き延びれない無力な赤子として生を開始し、再び他者のケアに依存する終末期を経て生を閉じる。強い意志をもった独立した主体として活躍できるのは、人生の一時期にすぎない。その時期においてさえ、障害をもったり、ときに病に冒されることもけっして稀ではない。このことだけからしても、自己決定権万能の生命倫理学によっては、生の多様な局面をとらえそこなう。答申は「自由にして依存的な存在」という人間像をふまえて、「人間の尊厳」原理という要《かなめ》から基本的な諸権利が「扇状に展開」してくる様を描いている。人間の尊厳という概念は一見非常に抽象的であるが、尊厳ある生の実現ということを考えていくと、「自然環境と社会環境のなかで自らの人格的発展を可能にするような一連の基本的諸権利」を伴って豊かな広がりをもったものとなる。

(2) 世俗化された「人間の尊厳」

「人間の尊厳」は特定の宗教的世界観を前提しているという批判に対して、答申は、今日国際法や憲法の原則とされている尊厳概念はすでに世俗化されている、と答えている。まずカントによって「人間の尊厳」に「世俗化された理解」が与えられ、それ以降「宗教的コンテクストを超える妥当性」を獲得した(18)。さらに戦後、ドイツ基本法を制定する際、憲法の起草者たちは、「人間の尊厳」は「神から与えられた」という宗教的基礎づけを意識的に断念し、尊厳の尊重を「世俗化された多元的な」社会に適合するような形で憲法に組み込んだ。[19] このことを答申は思い起こさせている。

(3) 多文化社会の相互尊重原理としての「人間の尊厳」

「人間の尊厳」概念は世界的な妥当性をもたず単に文化相対的な妥当性しか要求できないという異議は、「人権の普遍性」という理念に対して、人権思想はヨーロッパに固有な思想であり、アジアにはこれとは別の価値観があるという議論、いわゆる「アジア的価値論」と同じ構造をもつ。[20] つまり、「人間の尊厳」というのはキリスト教文化を背景にしカント的に刻印された西洋的な道徳理解であって、これが国際的に拘束力ある尺度として宣言されるならば、他の(例えば、アジアやアフリカの)文化の道徳的な伝統が低く評価されることになるという批判である。これに対して答申は、このような異議それ自体が人々の文化的な多様性を「等しく尊重すべきという一つの普遍主義的な規範に訴えている」と指摘する。[21]

「文化間での争いにおいて〔尊厳や権利が〕傷つけられた人や傷つけられる恐れのある人々

は、通例は彼らの文化に特有の正当性（諸権利）（kulturspezifische Rechte）への尊重を盾に取るのではなく、普遍的な正当性（諸権利）（universelle Rechte）（主体の基本的諸権利）への尊重を盾に取る。それら諸権利はまたも人間の尊厳のなかに基礎づけられる」。「人間の尊厳という原則はたしかに特定の文化的伝統から生じたものではあるが、しかし同時にあらゆる人間に妥当しうる原理として、しかもまさしく現代の多元主義的な社会において相互尊重の基盤（die Basis gegenseitiger Achtung）を形成する原理として理解されなければならない[22]」。

このように、答申は「人間の尊厳」という理念は普遍性をもつという立場に立っている。それは異なる文化、異なる人格を互いに尊重しあうという意味においてである。この意味ではあまり異論はないかもしれない。しかし次のような表現がすべての文化に受け入れられるかは疑問であろう。

「**生物と無生物を含む全自然における人間の無条件で変更不可能な特別の地位**は本来的に、あらゆる国家権力によって尊重され、さらには法秩序そのものからも尊重されなければならない」[23]。

ここにキリスト教文化に彩られた人間中心主義を見てとる人も多いのではなかろうか。「宇宙における人間の地位」についてのヨーロッパ的観念が前提されている。たしかに日本ではこれとは異なる人間観・生命観が支配的で、このようなとらえ方に違和感がもたれるかも知れない。しかし、人間中心主義の克服＝「全生命尊重主義」は実践的には不可能である。日本の宗教は生命中心主義に立ちながら、同時に近代以降、日本人も西洋と変わることなく動物実験を行ってきた。実際には人間を他の動物から区別し、尊厳あるものとして扱っているのである[24]。

ヨーロッパの場合、ディープ・エコロジストや「動物の権利」論者を別にして、とくに実際的な課題にも応えようとする学者たちは、実際の行動レベルまで突き詰めたら、完全な生命中心主義には立てないという割り切りがあるように感じる。ただし「人間の特別な地位」から導かれるものは、人間以外の自然を人間の思いのままに扱っていいということではない。むしろ人間の知性と道徳性に由来する責任において、動物、植物、自然に対する最大限の配慮をしなければならない。この点でも、例えば動物倫理学（Tierethik）はヨーロッパでは、「汎生命主義」に立つ日本以上に熱心に論じられ、具体的な政策化も進んでいる。例えば化粧品開発のための動物実験禁止をドイツ、イギリスは一九九八年にすでに決定している。EU（ヨーロッパ連合）も基本的にこの方向を決定している。「動物の権利」や「自然の権利」を認めなくても、動植物に対する人間の直接的な義務、地球環境に対する人間の責任から、狭い人間中心主義を超えて行く方向が強まっている[25]（第七章および付論参照）。

(4) 個人の尊厳か、それとも類の尊厳か

これについては、バイエルツによる論点整理が参考になる。バイエルツは、例えば遺伝子操作技術による人間改造の可能性のなかに「人間の尊厳」概念がはらむ緊張関係、すなわち個人の尊厳と類の尊厳との間の緊張が浮かび上がる、と指摘する[26]。「人間の尊厳」という概念は、その歴史的な発展のなかで、人間は①知性（理性）と②自己完成能力と③自由意志をもつがゆえに尊厳に値する、という内容をもつにいたった。現代において、①は科学とその技術的応用として力を発揮している。②は遺伝子ドーピングや人間改造による「自己完全化」にまで進みつつある。③は「自分のことは自分で決める。他人は口を出すな」という自信過剰な「自己決定権」となって

現われてさえいる。例えば遺伝子操作によって知能指数を現在の二倍、三倍にするなどの試み（エンハンスメント——一三二頁参照）さえ、「人間の尊厳」の三要件の実現と主張できなくもない。しかしそこには人間の本質（人間性）そのものが変容する危険もはらまれている。こうした事態に対する態度に、二つの方向性があるとバイエルツは言う。一つは個の尊厳（自己決定権）を擁護して、人間性（類としての同一性）を犠牲にする道である。もう一つの道は、「人間の本質」（人間性）を維持するために、個の尊厳に制限を加える道である。(27)

答申は、この対立に対して態度を必ずしも明確にしていないが、人間性（Menschheit）という概念とカントの歴史哲学にもとづくブラウンの解釈に言及している点が注目される。ブラウンは言う。

「カントにおいて人間性（Menschheit 人類）は一つの生物学的な種であるとともに、自由と理性と道徳性を代表する統制的理念でもある。この強調された意味における人間性が個人のなかに再現前することが、カントにおいては人間の尊厳の根拠である(28)」。

カントにとって、人間という類（人類）がもつ理性・自由・道徳の能力が尊厳の基礎であって、〔ヒトという〕単なる生物種に属することが尊厳の根拠なのではない。カントは個人の尊厳をその個人の理知性に依存させなかった。理性能力はけっして個人において十全に発展しうるのではない。理性の能力の十全な発展には無限の学習過程が必要である。しかるに一個人は死すべきものである。それゆえ人間の理性能力の実現は「人類史の目標であり課題である[29]」。こうしたブラウンのカント解釈をふまえて、答申は言う。「理性は個別的な人間のなかにおいてではなく、類として人間性の歴史（人類史）全体のなかにおいてのみ十全に発展しうる」。この意味で、「人間性という概念をカントは人格内における人間性の統制的理念として、われわれに課せられた義務として展開した[30]」。カントが「常に同時に目的として取り扱う」よう求めたのは、他者の人格ではなく、「汝の人格およびあらゆる他人の人格のうちなる**人間性（Menschheit）**」であった。

「人間性（die Menschheit）は一つの全一体をなす。個々人はその一部をなすが、しかし個人はそれを代表してもいる。個人はこのようにして、いつでも人間性の一シンボルである[31]」。

このように答申はブラウン的に解釈されたカントの「人間性の理念」を紹介しながら、個としての尊厳に尽きない尊厳概念にも言及している。

(5)「人間の尊厳」の保護は誰に対して妥当するかという問いはもっとも複雑であるので、章を改めて論じる。

わが国も近年、「ヒトに関するクローン技術等の規制に関する法律」(二〇〇〇)やさまざまな指針等で「人の尊厳」や「人間の尊厳」原則が謳われるようになった。しかし〝国際的な雛型〟に従って、とりあえず「人間の尊厳」が謳われてはいるものの、このヨーロッパ起源の概念は日本人にはなじみが薄い。この言葉を、その歴史的な深みをほとんど意識することなく、漠然としたイメージだけで用いているのではないだろうか。また、前述したように「人間の尊厳」原理の根底にあるのは、日本人の多くが抱いている「生きとし生けるものへの畏敬」という情感とは、ずれるものがある。ユダヤ教・キリスト教文化に根ざす「人間の尊厳」という言葉にこだわる必要があるのかという思いもあろう。しかし日本はすでに「人間の尊厳」を謳った世界人権宣言や国際人権規約などを承認している。後戻りは不可能である。人間の尊厳の概念史の深みをおさえながら、いま直面している論点を理解し、いかなる意味で受容するのかを明確にしなければならないであろう。

第三章　ヒト胚の地位をめぐって

ＥＳ細胞研究をめぐる議論のなかで最も激しい論点となったのは、ヒト胚の取り扱いについてであった。それはヒト胚は「人間の尊厳」の保護に値するかという問いである。

一　ヒト胚はどこまで保護に値するか？

ヒト胚はすでに人間なのか、それとも「人間」あるいは「人格」とはまだ十分に言いきれないものなのか？　あるいは単なる細胞の塊なのか？　ＥＳ細胞研究におけるヒト胚の扱いをめぐる議論には、日本でもよく知られている「パーソン」論をめぐる議論が背景になっている。一九七〇年代から始まるパーソン論は障害をもった新生児の治療停止や安楽死、出生前診断に基づく選択的人工妊娠中絶の正当化などのために持ち出された。おもに嬰児やある程度発達した胎児の扱いが問われた。ES細胞研究では、これよりもずっと初期段階の胚、原始線条の形成と子宮に着床する前の、シャーレのなかで作成された胚の身分が問われる。これをめぐってはさまざまな見解があり、議論が錯綜している。すべての論を網羅することはやめて、ここでは主要な論点の整理に努める。(1)

ヒト胚の道徳的身分についてのとらえ方は大きく分けると次の二つになる。

A　胚はその存在の始まりから無条件に保護されなければならない。

B　胚はその発達に応じて保護に値する度合い（Schutzwürdigkeit）が次第に増大し、発達のある段階以後に初めて十全な保護に値するようになる。

A　ヒト胚は無条件の保護に値するという立場

およそ「人間の尊厳は不可侵である」というドイツ基本法第一条は、人間の尊厳が認められる要件として、「人間である（Menschsein）」こと以上の前提、例えば自己意識や知性等々をもっていることを挙げていない。人間である以上、人間の尊厳が保証する保護請求のなかに含まれる。

特別な資格や能力をもつ必要はなにもない。したがって、尊厳を保護しなければならない義務は、生まれ出る前のいのちについても当てはまる。誕生した人間は、誕生前の人間と連続していて、そこから発達してくるのだから、誕生前の人間も保護に値する。しかもこれは、新しい生命《いのち》が発生した時点からそうなのだ。

この立場によれば、受精とともに発生する生命の発達は一つの連続的な過程であるから、保護に値することの始まりを受精以外の別の時点に設定することはどれも、「恣意的である」という批判をまぬかれない。現代生物学は受精の完了とともに一個の独自の個体の生が開始されることを科学的に明らかにした。受精以外の別の始まりを設定することは、人間が保護に値するということを「人間である」という規準とは別の規準に依存させることになる。これは人間は平等であるという人権思想にも反する。

尊厳の保護と生命の保護　尊厳をもつ主体であるためには、身体をそなえた生命の統合性が侵害されていないということが条件となる。そうであるならば、尊厳を保護する義務は、生命を保護する義務を含む。けれども、緊急事態における正当防衛などで認められているように、生命保護に対する背反が直ちに尊厳に対する侵害になるとは限らない。強盗犯から身を護るために抵抗格闘した末に、犯人を死に至らしめた場合、犯人の生命を侵害したが、尊厳をも侵害したわけではないという論理である。

ところが、ヒト胚は無条件の保護に値するという立場では、生命保護と尊厳保護という二つの保護請求を区別することは不可能である。尊厳の保護は無制限の生命保護をも必ず包摂する、しかもそのことは、卵細胞に精子が融合した時点からそうだと考える。この立場には、妥協の余地はまったくなくなる。

B　ヒト胚は発達段階に応じて保護に値するという立場

これに対して、胚にはたしかに最初から「人間の尊厳」が属するが、しかしこの尊厳は絶対的な生命保護までも命じるものではない、という見方がある。人間の尊厳は他のもろもろの基本的権利や倫理的な価値や命令との比較考量を許さないけれども、生命を保護せよという命令では事情が異なる。胚のいのちを絶つことは人間の尊厳の侵害を必ずしも意味しない。生命保護と他のもろもろの価値や基本的権利とを比較考量することは倫理的である場合もある。胚の発達が誕生に近づけば近づくほど、生命保護の義務はそれだけ重くなり、その分だけ強い保護が要求される。十全な保護を他の人間主体に義務づけるような資格は、人間のある特定の発達段階において初めて想定される。したがってヒト胚は、特にその発達の初期段階においては、派生的にのみ保護に値する。

この立場のラディカルな型は、発達過程のなかで獲得する自己意識や知性などの特性を有する人間のみを「人格《パーソン》」とみなし、それに応じて保護に値する資格をもつとするパーソン論である。この立場は、人間に固有な道徳的な地位（Status）とそこから帰結する保護に値することを、第三者による認定に依存させるという点で、人権の思想に反すると批判される。なぜなら、人権の思想は、人間の道徳的な地位はまさに人間であるという性質に依存し、それに応じて倫理的・法的にすべての人間が基本的に平等だという考えから出発するからだ。パーソン論についてはすでに多く論じられているので、ここで繰り返さない。

ＥＳ細胞研究をめぐる議論のなかで有力な意見は、むしろＢの立場のうち、胚が保護される資格は発達とともに次第に高まるとする論である。これは、人間は受精の完了時から保護に値するけれども、この保護資格の度合は、誕生前の人のいのちが受精完了後にたどる発達段階によるという立場である。重要な区切りとしては、原始線条の形成による形態形成の開始、自然的な多胎形成の排除、それと結びついた最終的な個体化、子宮への着床、刺激の意識的処理のための神経系の基盤形成（脳の生活の始まり）、子宮外での生存能力などが挙げられる。初めの三つのメルクマールに特に重きが置かれるのは、それらが試験管内の胚と子宮内の胚との区別に関わり、受精完了後およそ一二日目から一四日目に達成される発達時点に該当するからである。

この漸次的段階づけの立場に対しては、他の漸次的段階づけの立場と同様に、一つの連続的発達のなかに、道徳的な扱いに重大な関わりをもつ区切りを設けようとする試みはいずれも恣意性を免れないという批判がなされる。イギリスのワーノック委員会メンバーである発生学者マクラーレンは、受精一四日目までの胚に「前胚（pre-embryo）」という名称（胚であって胚でない）を与えたが、のちにこの名称を撤回した。この事態は恣意性を免れないことを端的に示している。(2)

共通点と差異　ES細胞研究をめぐっては、ヒト胚の道徳的地位に関して成人と同様の保護に値するとする第一の立場Aと、第二の立場Bのうち保護に値することに漸次的な段階づけを設ける見解とが対立した。しかしこの二つにはじつは共通点もある。いずれも人間の生命の始まりを受精の完了のなかに見て、この人間の生命を初めから保護に値すると考え、したがって発生のどの時点においても、人間の生命を任意に処分できないものとみなしている。保護資格の漸次的段階説に立つ者も、胚を「人格」とは区別されたモノとして任意に処分していいとは考えていない。初期段階の胚もモノとは違う特別な存在なのである。

両者の違いは、もろもろの善いこと・善いものが競合した場合の比較考量の際に明らかになる。漸次的段階づけの見解は、発達の初期段階において、胚の保護請求を上回る高次の目的（Hoch-rangigkeit）に直面したとき、胚が保護に値することをそれと比較考量（Abwägung）することを是認する。この発達段階における胚には、後の段階に認められるような十全な道徳的地位を付与する必要性がまだないからという理由である。

これに対して、第一の立場は、比較考量は同じランクの二つの善もしくは悪が葛藤した場合にのみ正当であると考える。例えば、母体が危険に陥り、胎児を犠牲にする以外に母体を救命できない場合には、やむなく胎児の犠牲を容認せざるをえない。このようなケースにおいては、第一の立場も胚の生命保護請求が他のものと比較考量されうることを事実上認めている。この点にも共通性があると言える。結局、問題はいかなる比較考量が倫理的に正当化されうるか、ということに収斂する。

二　研究目的との比較考量

ES細胞研究のために受精卵を破壊することを正当化する論は、とくにクローン胚由来のES細胞から形成された細胞や組織によって拒絶反応が起きない移植医療を実現し難病に苦しむ多くの人々を救うことができると強調する。多くの人命救済、保健医学の大きな進歩、この大目的のために、どっちみち捨てられる運命にある「余剰胚」を破壊することは許容されうる。「大きな善のために小さな悪を大目に見る」論理である。しかしこのような比較考量が成り立つ条件があると言えるだろうか。幹細胞を移植医療に活かす研究には主に、ヒト胚を滅して樹立されるES細胞を用いる方法と、成体細胞から抽出される成体幹細胞からさまざまな細胞・組織に分化培養させる方法とがある。患者本人の成体幹細胞を移植した方が拒絶反応がなく、より安全と言われている。ただし今のところ、分化できる細胞の種類が限られ、十分な量の幹細胞を確保できないなどの難点もある。ES細胞研究に踏み出した国では、成体幹細胞研究も当然必要であるが、それだけでは十分ではないので、ES細胞を用いた研究も始めるべきだとの論理で、研究に踏み切っている。ドイツでは倫理的に問題をはらむＥＳ細胞研究ではなく、成体幹細胞研究をもっと追究すべきであるという議論がねばり強く主張され続けている。(3)

日本では、ＥＳ細胞研究を進めれば難病克服も夢ではないかのような論がふりまかれるなか、生命倫理専門調査会で異例の「強行採決」(二〇〇四年六月二三日)までして、クローン胚から樹立されたＥＳ細胞の樹立に向かうことになった。しかし、患者と同じ遺伝子をもつクローン胚に由来する組織ではあっても、移植後に腫瘍が形成される可能性が専門家から指摘されている。生命倫理専門調査会では、勝木元也委員がこのことを指摘していたが、(4)この点が十分に議論されないまま、結論が急がれた。

ドイツ国家倫理評議会が二〇〇四年九月に発表した見解のなかのＣの意見(第一章、四四頁以下)は免疫システムとの調和を、クローン胚からＥＳ細胞を樹立する必要性の論拠に挙げることは時期尚早と断言している。アルツハイマー病のような複雑な病気で、めざす治療に到達できるのか、あるいは臓器の培養にまで達するのかは、まだまったく不確実である。ＥＳ細胞を用いた見通しの高い治療についても、準備段階である動物実験もまだ完了していない。動物モデルで得られた認識を人間に及ぼしうるかについても、まだ十分に解明されていない。それゆえ期待される応用に関する時間シナリオには一〇年から三〇年を要するという見方もある。[5]たしかに病気の治療や予防という目標は、生きる権利、健康である権利によって支持され、特別な倫理的位置を占める。しかし、これを論拠に倫理的な比較考量と評価を行う際には、その目標がすでに臨床実践のなかで確証されているものなのか、それとも治療への応用をめざしてはいるが、まだやっとこれから研究開発されるようなものなのかが、決定的な意味をもつであろう。

幹細胞研究のさまざまな道にある可能性と限界についていろいろな言明がなされているけれども、研究の現段階を踏まえれば、いまのところ大いに留保しなければならない。ドイツのＥＳ細胞研究の先頭に立つブリュストレでさえ「われわれはあまりに早く、あまりに多くを約束してはならない（Wir dürfen nicht zu früh zu viel versprechen）」[6]と、過大な期待をいましめている。

倫理的な難点を踏み越えてでもなすべき研究だと言うなら、その研究が実現性も含めて「高い価値をもっていること（Hochrangigkeit）」、めざす成果を挙げるにはその研究以外に道がないこと（代替不可能性 Alternativlosigkeit）が明確に示されなければならない。それを説得的に示しえない場合には、倫理的にも法的にも問題のない道（成体幹細胞研究）がまず初めに追求されなければならないであろう。

ヒト幹細胞研究では、めざす目標が達成されうるのか、いつ達成されるのかということがまだ不明確であり、あまりにも流動的である。現時点での研究段階を冷静に見すえた上での判断が求められる。その点についての説明責任は明らかに研究者の側にある。ＥＳ細胞をめぐる倫理的議論は先端科学の側から投げかけられたものであるが、いま問いは再び科学の側へと投げ返されている。

第四章　遺伝子情報の取り扱いについて

ヒトＥＳ細胞研究は始まったばかりであり、臨床応用はまだ先のことである。その成否すらあやぶむ声があり、予断を許さない。これに対して、すでに臨床現場に普及し社会にさまざまな波紋を広げているのは遺伝子診断である。

遺伝子研究と遺伝子検査技術の進展は「遺伝子情報（genetische Daten）」という新しい質をもった知識をもたらした。これの取り扱い方、これとのつき合い方は人間の現在と未来に大きな影響をおよぼすと思われる。まず遺伝子診断がもたらす利点とリスクについて考え（一節）、リスク面として、とくに遺伝子検査を保険契約や雇用選考に利用する問題を取り上げる（二、三節）。さらに医学生物学研究に遺伝子情報を活用する際の問題点を考察する（四節）。最後に、こうしたテーマのなかで使われる「遺伝子情報」という言葉の二義性、「遺伝コード」というメタファーの力、さらに「遺伝子」という概念そのものの揺らぎを検討してみたい（五節）。

一　遺伝子診断がもたらす利点とリスク

（1）利　点

テーラーメイド（オーダーメイド）医療　遺伝子診断に基づいて患者ひとりひとりの体質に合った医療が実現すると期待されている。

予測医療　発症する前から病気に罹るないしは罹りやすいことが分かる。治療ができるか予防対策がある場合には、早期の対応が可能となる。

（2）リスク

予測的検査の信頼性？　「遺伝子を調べれば、その病気になるかどうかがピタリと分かる」と言われる病気がある。しかし将来の発症について確実なことがいつも言えるとは限らない。遺伝子の変異と特定の病像の現われとを直線的な因果関係で結ぶことに対しては、科学的にもさまざまな疑義が出されている。発症前に発症が決定的であると分かると言われているハンチントン病の遺伝子検査においてさえも、そうである。ハンチントン病であるか否かは、遺伝子検査によって第四染色体上にあるＧＡＧの繰り返し配列の回数を調べることから判断される。発症リスクの高い人は四二回が中央値とされているが、三六回から三八回の付近は「グレーゾーン」で、陽性とも陰性とも判断がつかない。イギリス保健省は、三九回以上の繰り返しがあった場合「発症リスクが高い」と認定している。ＧＡＧの繰り返し回数と症状の重さとの関連については、統計的に見れば或る程度の比例関係が認められるものの、個人レベルでは、繰り返し回数をもとにその人が何歳で発症して何歳まで生きられるかを予測することはできない(1)。

あとで発症する可能性を比較的高い確率で予想できるのは単一遺伝病である。これに罹るのは成人のうち３－５％である。家族性乳ガン、家族性大腸ガン、ある種のアルツハイマー症がそれだ。それらを合わせても罹る病気の2.5％にすぎない。病気の圧倒的多く、ほぼ98％は、複数の遺伝子が関与する「ポリジーン」(polygene) 疾患か、または非遺伝的な環境要因をも伴う「多因子性疾患」(Multifactorial Disorders) である。これらの病気の場合、遺伝子だけがいつも優勢的

な決定力を示すとは限らない。(2)

診断可能性と治療可能性との間の溝　一方で遺伝子診断による知識が増え、その精度は上がっていく。他方で治療の可能性は限定されている。この乖離はかなり長期にわたる可能性がある。遺伝的に条件づけられた病気を「遺伝子矯正」というやり方で治療できるという発想が科学的に素朴すぎた。(3)このことが臨床試験と基礎研究から分かってきた。現在までの遺伝子治療は疾病の原因遺伝子を治しているのではなく、変異している遺伝子はそのままにして、正常な遺伝子を導入し、そこから作られるたんぱく質によって、足りない機能を補っている。その意味で、あくまで「補助療法」である。(4)診断で遺伝子上の問題を告知されても、その治療法がないという状況が当該者に不安や抑鬱を引き起こし、生活スタイルや人生設計にまで大きな影響を及ぼす。

遺伝子差別　保険における遺伝子差別がすでに生じている。公的医療保険制度をとらないアメリカではすでに以前から、遺伝子上の問題を理由に保険加入を断られる例が続出している。イギリス保健省の「遺伝学と保険に関する委員会」は、保険加入者がハンチントン病にかかるリスクを調べるために遺伝子診断を認める方針を発表した（二〇〇〇年一〇月）。日本では、第一生命が遺伝子診断によって遺伝病とわかった男性に障害者特約保険金の支払いを拒否したため、この男性が第一生命を神戸地裁に訴えた（二〇〇〇年七月）(5)。判決は、男性の障害は契約前からの症状が進行したものと認定でき、約款が契約後の障害を対象にしているため、保険金を支払う必要はないというものであった（二〇〇三年六月）(6)。郵政事業庁は先天性の病気（例えば先天性甲状腺機能低下症など）で治療中の子供が簡易保険に加入するのをすでに一律拒否している(7)。雇用や結婚の場面でも遺伝子差別が拡がることが懸念されている。

(3) 遺伝子診断の特徴

遺伝子検査の結果には通常の健康診断結果と比べて、次のような特殊性がある(8)。

（1）際立って高い予測的能力をはらんでいる。
（2）病気や病気になりやすい体質について発症前の言明を可能にする。
（3）ただし実際に発症するかについての予測はたいていはまだ不確実である。
（4）長期にわたって予言力を保持する。
（5）出産についての決断に重大な影響を及ぼす（出生前遺伝子診断）。

(6) 民族性と結びついて排外主義的差別を生む可能性をはらむ（例えば鎌型赤血球は黒人に多いという理由で、黒人がパイロットなどの職から排除される）。
(7) 検査された当人を越えて家族（血縁者）をも巻き込む。
(8) 就職、保険加入、結婚などの際に、「遺伝病」または「キャリア（保因者）」という社会的烙印を押すための口実を与える。
(9) キャリアに対してかなりの心理的不安を与え、恐れと抑鬱に陥らせる。健康な人までが自分を病気または病気の危険ありと見なしかねない。
(10) 優生学的差別を生む可能性をはらむ（権力によって強制される優生学ではなく、市場で消費者として遺伝子検査と生命《いのち》を自由意志で選択する形の「リベラルな新優生学」）。

このように、遺伝子診断の結果は個人のプライバシーとアイデンティティに関わるとりわけデリケートな情報をもたらす。それだけに特別に慎重な扱いが求められる。

(4) 社会の遺伝子化

遺伝子情報の発言力が過大に評価されることもしばしば生じる。遺伝子情報を優勢なものと考え過ぎて、生活環境など多くの要因の連関が軽視されたり無視されたりする。人間という複雑な統合体が単純な塩基の配列に還元され、病気の成立や人の性格までも遺伝子の構成によって「説明」されてしまう。それらに影響するはずの社会的環境要因などが後景に退いてしまう。人間のいのちと行動をＤＮＡコード（塩基配列）とその機能に関する言葉で記述し解釈し、ＤＮＡコードで個人を定義する。そうした新しい「遺伝子的」言語によって人間の身体と健康や病気について語ることがモードとなる。こうした傾向は一般に「遺伝子決定論」(9)と呼ばれる。ドイツ連邦議会審議会答申はこれを「社会の遺伝子化（Genetifizierung）」(10)と呼び、「医療化」（本書一二八頁）の流れのなかに位置づけ、次のような展開を予想している。

予測的検査は、いまはまだ健康な人々までが「将来確実に病気になる」とか「たぶんなるだろう」といった言明を与える。これによって、「健康な病人」という新しいカテゴリーが成立する。予測的検査で、病気になりうることを事前に予測し、「遺伝子に問題がある」と診断された人は、暮らしぶりを自分の遺伝子の構成に合わせて、自分のことを自分でやれる状態をできるだけ長く維持するよう努めなければならない。共同社会にはなるべく負担をかけないようにし、「できることなら同じ遺伝子的ハンディをもった子供を持たないよう」配慮する。このような期待が世の中に蔓延する可能性がある。(現在でも自分自身の健康に常日頃から気遣い、大病して公的医療保険に余計な負担をかけないようにするのが、一人前の市民の務めと考えられている。)これがさらに進んで、「予測的検査を実行し、遺伝データを公開し、あるいはスクリーニング計画に参加せよ」という社会的な圧力が生じる。こうしたことが「社会的に責任ある大人の行為」と評価されるかもしれない。そうした社会的なプレッシャーが、形の上では「あくまでも自発的な自由意志に基づいて」貫徹されることもあるだろう。そうなると責任が個人化されて、社会的な連帯(相互扶助)システムを衰退させ、崩壊させかねない。(11)

二 遺伝子検査と保険(12)

保険分野に遺伝子検査が幅広く導入されて重大な役割を果たすようになるかどうかは、今のところまだ見極めがたい。自宅で簡単に遺伝子を調べることができるホームテストキット(At-

Home Test Kits）を薬局などで手軽に購入できるようになったら、自分でひそかに検査し、その結果から病気のリスクを知った人が将来の生活に不安を抱き、生活防衛のために保険に加入するような状況が広まるかも知れない。これを「逆選択（Antiselektion）」という。保険会社は逆選択に対抗して、保険申込人と保険会社との間の「遺伝子情報のアンバランス」を是正しようとするだろう。この二傾向が互いに強め合って、保険業界へ遺伝子検査を幅広く導入するよう促すことが予想される。また、今はまだ困難な、多因子遺伝病を調べる検査技術の精度が向上していったなら、保険会社はリスクの事前算定やリスク選択などに遺伝子検査を利用するかも知れない。保険会社はいまでも被保険者の既往症データを利用し罹患リスクをできるだけ精確につかもうとしている。遺伝子診断の助けによるリスク査定が保険制度にとっても重要になってくるであろう。[13]

保険契約前に遺伝子検査を義務づけられると、保険申込人は知りたくもない自分の遺伝的体質について知ることになるか、それとも保険による防衛を諦めるかの二者択一を迫られる。保険申込人の**「知らないでいる権利」**（Recht auf Nichtwissen）と**「情報について自己決定する基本的権利」**（das Grundrecht auf informationelle Selbstbestimmung 誰に何をどういう目的で、またどのような状況で明らかにするかを自分で決定する権利）が侵害されるという問題が生じる。遺伝子情報が個人的な形式で呈示・確認・利用されたりしないような手立てが必要である。

現在はまだ遺伝子診断は開発途上であるため、この診断結果に基づいて保険加入を差別されたりしないような法的な規制に重点が置かれるべきである。しかし将来、遺伝子診断が現在の健康診断並みに確立される状況になった場合には、別の視点も必要になってこざるをえないだろう。不当な遺伝子差別を避けながら、同時に、保険制度を将来にわたって維持することにも配慮し、両面を見据えた検討が必要となるであろう。

保険制度への遺伝子検査の導入に関する法規制のあり方が各国で検討されているが、主に三つの選択肢が考えられている(14)。

(1) 容認　保険制度への遺伝子検査の導入を許す。保険会社が保険申込人に対して契約締結前に遺伝子検査を受けることを要求できるようにする。

(2) 禁止　保険会社が契約締結前に遺伝子検査を求めることを禁止するだけではなく、保険申込人がよそで受けた遺伝子検査の結果を保険会社に呈示できないようにする。

(3) 中間　遺伝子検査から得られる情報を保険会社と保険申込人とが限定的に利用できるようにする。

（1）を許すと遺伝子差別が無原則に拡がるおそれがある。（2）を貫くと、今後の状況次第では、保険数理上の公平がくずれ、保険制度そのものが成り立たなくなるおそれもある。（3）のどこかで妥当な道を探るというのが現実的であろう。例えば、リスク査定に左右されず保険申込人の遺伝子的状態にも左右されることのない統一的な保険（連帯原理によって組織された基盤的な保険）を導入した上で、民間の生命保険に加入する際に、保険の種類や保険金の額に応じて遺伝子検査結果が考慮されるといった案である。例えば、死亡保険金○億円以上はリスク選択のための遺伝子検査の導入を認めたり、あるいは遺伝子検査の結果に基づいて保険金額を区別するという方法。保険会社が契約前に保険申込人に遺伝子検査を求めることを禁じた上で、契約前の告知義務の枠内で、他で受けた遺伝子検査の結果をはっきりと尋ねる方法などが考えられる[15]。これらについては賛否がありうるであろうが、簡便でかつ精度の高い遺伝子検査技術が確立するようになった場合、これらの可能性も検討を迫られることになるだろう。

諸外国（イギリス、デンマーク、フランス、オーストリア、スイスなど）では、保険分野における遺伝子検査の適用について、すでにさまざまな法的規制がなされている。注目すべきことに、遺伝子診断を利用したリスク選別へのニーズは、保険制度が市場における競争的環境で組織されている国よりも、社会的連帯や相互扶助が重視される社会の方が低いという傾向が指摘されている。(16) アンデルセンによる福祉レジームの三類型(17)を借りて表現すれば、アメリカのような「自由主義型」よりは、ドイツ、オーストリアのような「保守主義型」や北欧諸国のような「社会民主主義型」の方が遺伝子診断によるリスク選別のニーズが低い。例えば、オーストリア、デンマーク、フランスでは保険分野における遺伝子検査結果の利用が法によって禁じられている。(18) 日本では保険業界がすでに研究を始めているが、まだこれに関する法律がない。公共の議論をふまえた上で法制定が必要となってくるであろう。

三　遺伝子検査と雇用(19)

遺伝子検査が雇用の場面で利用されることにより就職差別が拡がり、職業選択の自由が侵されるのではないかという懸念が強まっている。先にあげたように、遺伝子検査結果は通常の個人情報に比べて特別な意味を含んでいるため、「遺伝病」ないしは「遺伝病因子のキャリア」という確認は、一生とりのぞけない「烙印《スティグマ》」となる恐れがある。その未来イメージは映画「ガタカ

Gattaca」（米、一九九七年）の世界となろう。雇用者は労働者が病気休暇になり、その代理を雇ったりするためのコストを回避するために、遺伝子検査を実施したがるかも知れない。労働者または求職者に「リスク有り」というレッテルを貼り、特定の職場から締め出すことに使う可能性がある。「リスクが有る者」を最初から排除することで、職場における健康保持のための努力を初めから怠るかも知れない。

では、雇用場面や職場から遺伝子検査を一切排除すべきだろうか？　事はそう単純ではない。遺伝子検査の結果は例えば職業性喘息など労働者の職業性アレルギーを事前にチェックし、労働安全衛生と適切な人員配置に役立つ可能性もある。例えば、作業に用いる有毒ないしは有害な物質に対する労働者の抵抗力やアレルギー体質、または職場に特有な環境に対する個人の抵抗力のなさを知る手立てになることがありうる。[20]こうした確認は労働者にとってもメリットになる。日本の労働安全衛生法（第六六条）でも「事業者は労働者に対して、医師による健康診断」を行い、医師の意見を勘案し、必要がある場合には「就業場所の変更、作業の転換」等の措置を講ずることが義務づけられている。

慢性ベリリウム症を事例に取り上げてみる。ベリリウムは、エアバッグのセンサーやペースメーカー、レーザー、歯冠、航空機部品などに幅広く使用されている金属で、最終製品を使用する人には有害な影響はないとされているが、ベリリウムの粉塵等にさらされる現場労働者の場合、アレルギー反応と疾病の発生率は数%から約10%である。慢性ベリリウム症は、呼吸器系の疾患や、発熱、胸と関節の痛み、心拍数の上昇、食欲減退などの症状を呈し、致死となりかねない。慢性ベリリウム症は治癒不可能だが、患者によっては投薬でコントロールできる場合もあるという。ベリリウムに対してアレルギー反応を示し慢性ベリリウム症になりやすいかどうかは、グル69と呼ばれる遺伝子マーカーを持っているかどうかを知ることで、ある程度わかる。グル69マーカーのキャリアは、そうでない人に比べて五倍の割合でベリリウム症にかかりやすいという。アリゾナ州にある全米最大のベリリウム生産会社ブラッシュ・ウェルマン社の工場では、求職者にこのマーカー検査の機会を提供し、検査費用を会社で負担している。検査を受けた求職者は検査結果を、検査を請け負ったペンシルベニア大学の研究室から直接知ることができる。ブラッシュ・ウェルマン社自体が個人の試験結果を知ることはなく、誰かが就職を断ったり受諾した場合でも、検査結果が決定に影響を与えたかどうかは同社にはわからない仕組みになっている。(21)

ただし、グル69マーカーを持つ人はベリリウム症にかかりやすいというだけで、必ず発症するとは限らない。グル69マーカーを持つ人々の多くは一度も発病していない。一個の遺伝子だけに結びついている疾病はほとんどないため、精確な検査はいまのところ難しい。したがって当面は、遺伝子検査が雇用差別に濫用されることを防止する法的規制に重点が置かれるべきである。将来、遺伝子検査の精度が上がった場合には、労働者の安全衛生にとってもメリットのある検査については、それの濫用を防ぐ手立てをしっかりとった上で、利用する道もありうるであろう。

第三者にリスクを及ぼしかねない遺伝上の徴候（例えば運転士やパイロットが職務中に心臓発作を起こす恐れなど）についても同じことが言える。遺伝子検査は技術的な理由から、いまのところ、そのような病気の発症時期と重症度に関してまで十分な確実さで予測することはできない。

遺伝子検査の導入が職場医療分野にある種の遺伝子決定論を導くことがあってはならない。遺伝子情報だけで労働者の能力が判断されてはならない。人間は遺伝子以上のものである。障害を持つ労働者は個別具体的に評価されなければならない。ドイツ連邦議会審議会答申は、職場や業務における危険性というものを非常に厳密に考え、安易に拡大解釈されないようにする必要があるとし、この点でアメリカの障害者法（ADA: American Disabilities Act）を参考にするべきだとしている。[22]

「雇用者は、ある人物が職場において自分自身の健康と安全に直接的な危険がないこと、または職場における他の人々に直接的な危険がないことを示すよう求めることができる。しかしながら雇用者はアメリカの差別禁止法に従って、直接的な危険があることを確認できるためには、非常に特殊で厳密な要件を満たさなければならない。「直接的な危険」という概念は、その個人や他の人々の健康と安全をかなり害する顕著なリスク、調整的な措置では取り除くことも減らすこともできないリスクを指す。……将来おこりうるかもしれない不適性の可能性だけでは、その個人が危険性を示していると決定する理由になりえない。……安易に誇張されたリスクやまったく推量的で極めて疑わしいリスクを理由にして、ある障害者に職場を与えないというのは許されない。……ある人が癲癇症ではあるが発作の可能性がなかったり、あるいは発作が迫り来るのを早めに感じ取れることを医学的診断が示しているならば、この人を、自身と他の人々にとって危険であるという恐れと推量から、ある機械を扱う職場から遠ざけることは不当である[23]」。

四　医学生物学研究と人体情報保護——情報について自己決定する権利

遺伝子情報という個人情報を取り扱う際に基本となる倫理原則は、自分に関する「情報について自己決定する権利」であろう。これは自分の健康状態などについて、自分自身に関わる情報を知り、自分以外の誰が、どのような情報を受け取るのかを、自分で決定する権利のことである。(24)「自分自身に関わる情報を知る」というなかには、あえて「知らないでいる権利」も含まれる。また、自分のプライバシーを守るために自分についての情報を秘匿するだけではなく、例えば医学研究の発展のために自らの遺伝子情報を自発的に提供すること、さらにその情報が当初の同意書に記載された研究目的・計画に即して適正に使用されているかをチェックする権利をも含む。それゆえ「自己情報コントロール権」とも言われる。これは憲法学的には人格権、とくにプライバシー権の一部をなす。

遺伝子情報は従来の診療情報よりもいっそう内面的である。しかも、カルテに書き込まれた感染症の病歴などと異なり、一生不変の情報でもある。きわめて慎重かつ厳正に取り扱わなければならないデータである。われわれの身体の最内奥にあるこの情報はしかし、現在きわめて「公益性の高い」ものとして狙われてもいる。[25]

集団遺伝学的方法を用いて疾患感受性遺伝子、とくに一塩基変異多型（SNP. Single Nucleotide Polymorphisms）[26]を発見する際に、できるだけ多くの遺伝子試料《サンプル》が要る。これらの研究のなかから画期的な薬や治療法が開発される可能性がある。われわれの人体の「奥深く」にある遺伝子、一見「最も内面的な情報」が同時に、人類全体に恩恵をもたらすかも知れない「高い公益性をもった情報」とみなされている。こうした存在に人類はこれまで出会ったことがない。

そこでさまざまな研究が試みられている。例えばいまアイスランドで実施されているデータバンクである。アイスランドでは、九八年末に「健康部門データベース法（Health Sector Database Act）」を、二〇〇〇年に「バイオバンク法（Act on Biobanks）」を制定し、国民ひとりひとりの健康データ、遺伝子データ、系図データをひとつのデータバンクに集積するという国家プロジェクトを進めている。[27]個々人の遺伝子データや診療記録、生者と死没者の系図関係のデータまでも集積し、アイスランド国民の健康に関するデータを全体として把握する。そこにはなんとこの一一〇〇年間に生きた八〇万人のアイスランド人のうち、約六〇万人分のデータが登録されるという。[28] その膨大なデータを国民の健康管理や病気の診断・治療の開発研究に役立てることを目的としている。このデータバンクの構築・管理・利用を、アイスランド政府はデコード・ジェネティクス社という一民間企業にゆだねてしまった。さらにデコード社は製薬会社ホフマン・ラロッシュ社と契約し同社に、国民の健康データに基づき、一般に広く見いだされる一二の病気に関して遺伝子上の要因を研究することを許し、そこから生まれた特許や診断法や医薬品を独占的に活用する権利を認めてしまった。[29] 国民は拒否の意志（opt out）を示さなければ、遺伝子データの利用および保存に同意したものと自動的にみなされる。これを推定同意（presumed consent）と言う（「バイオバンク法」第六条）。国民の重大な情報を一民間企業に丸投げしてしまったことが批判されている。おまけに政府がデコード社から多額の献金を受けているとの憶測さえも流れている。

これと似たプロジェクトが現在エストニアでも実施されている。ただし、アイスランドとは違って、エストニアではデータの利用・保存について初めに各人の同意が求められる（インフォームド・コンセント）。スウェーデン、ノルウェーでもバイオバンク法が成立した。イギリスでも、五〇万人を対象としたバイオバンク（The UK Biobank）が動き出した。およそ四五〇〇万ポンド（八四億円）の資金を投入し、四五歳から六九歳までのボランティア五〇万人から血液サンプルを採取する計画である。心臓病、関節炎、ガン、糖尿病、アルツハイマー病などにおける遺伝子と環境と生活スタイルとの複雑な関係の解明をめざす。日本の「オーダーメイド医療実現化プロジェクト」も始まった。

これらはバイオ産業戦略として展開されている国家的事業である。同時にそこに医学を新しい地平へと押し上げる可能性が期待されている。こうした研究は本来、多くの国民の理解を得て、遺伝子情報を含む人体サンプルを自発的に提供してもらって初めて可能となるものである。しかしここにはいくつもの重大なリスクがある。この種の研究はコンピューターによる情報処理なしには不可能な研究である。コンピューターに入力された情報は瞬時にコピー・加工・検索・転送（譲渡・販売）されうる。しかも臨床研究と基礎研究とが地続きになっている状況のなかで、これらの研究には医師以外にも、多様な職種の人たち（検査技師、分子生物学者、情報技術者等々）が参入している。医師には厳しい守秘義務が法律によって課せられているが、他の職種は必ずしもそうではない。したがって単に職能集団の自主規制や指針に任せるだけでは十分ではない。個人遺伝子情報保護のための法的規制が必要である。

情報について自己決定する権利と公益とを比較考量して、両者のバランスをどうとるかがポイントとなる。科学技術開発の意義について深く理解し、プライバシーに関わる情報を自発的に提供するという協力があって初めてなしうることである。そのためには科学教育、医学生物学研究への信頼、研究倫理の確立、情報の漏洩や不正な利用がなされないためのシステムの構築、厳しい監視体制等々が不可欠である。科学技術と公衆をどう結びつけるかも問われていて、開かれた公共的議論が必要でもある。わが国の現状をかえりみるに、いずれも容易ならざる課題と言える。

五　遺伝子「情報」とはなにか

（1）「情報」概念の混乱

「遺伝に関する情報」というたぐいの話は、異なる意味が区別されないまま、渾然と使われている。

a　「DNA（またはゲノム）に刻まれた情報」という言い方と

b　「病気に関する個人の遺伝（子）情報」という言い方。例えば医師が「あなたはがんになりやすい遺伝的体質をもっていますよ」と告知（inform）する際の情報（Information）

この二つの場面で使われている「情報」という語は、はたして同じものを指しているのだろうか？「遺伝子情報」をめぐる議論はふつうこの二つを区別していない。しかし二つの概念はまったく身分が違う。身分が異なる二つの言葉を同一視していること自体に多くの人は気づいていない。これを鋭く指摘したのはペーター・ヤニッヒである。彼の分析(30)に基づいて、遺伝子「情報」について改めて考えてみる。

a　「DNA情報」と分子生物学者が呼ぶものは、遺伝の仕組みを説明するために情報理論やサイバネティックスをモデルとして、情報伝達の経過とメカニズム（暗号、解読、転写、書き換え等々）を証明する際に、用いられる。この情報理論モデルは20世紀における熱力学、脳科学、分子生物学に用いられ、大きな成功を収めた。

これはいわゆるモデルではない。現実の家と建築家の事務所にある「家の模型《モデル》」であれば、両者は同じカテゴリーに属し、同じ言語で記述できる。設計士と大工と施主は設計図と家の模型を前に、幾何学の用語などを使って、将来の家について語りあうことができる。家の模型は家「についてのモデル（Modelle von）」である。モデルとモデル化されているものとの間には構造的な同質性が成り立っている。しかし分子生物学における情報理論モデルはこれとは違う。例えば「遺伝コード」「コード解読」「転写」「翻訳」「書き換え」等々という「説明するもの（Explanans）」と、「説明されるもの（Explanandum）」（例えば、ある一定の塩基配列がある種のタンパク質を合成させる）とは同じカテゴリーに属してはいない。家と家のモデル（模型）であれば、同じ基準と同じ言葉を適用することができるが、分子生物学の領域ではそうはできない。ところが、これらの概念群とモデルは分子生物学者にとって「日常生活の一部」となり「実験台上のコーヒー・ポットのような存在」にまでなっている。そのため彼らは自分たちのモデル（理論、学）を対象（自然）そのものと思い違えるほどだ。(31)

b　「遺伝子診断の結果えられた個人の遺伝子情報が保険会社や勤務先に漏れて差別が生じたりしないようにすべきだ」という主張のなかで問題となっているのは、aとは違う。「病気に関する個人の遺伝子情報」と言う場合の「情報」は、人間同士のコミュニケイションのなかで「伝達されうる意味内容」をもつ。

つまり、a 分子生物学の自然科学的な言語レベルでは、情報伝達技術の構造的な「情報」概念が考えられていて、b 遺伝子技術の倫理・法的問題においては、コミュニケィションにおける情報概念（伝達される意味内容）が問題になっている。二つの「情報」概念はまさに同音異義語なのだ。このことが忘れ去られたまま、まったく次元を異にする「情報」概念が同じものであるかのように用いられている。分子レベルの物質的な構造が「情報」の担い手であり、それが患者の遺伝的素質に関する「情報」の原因でもあるかのように考えられている。ゲノム構造の意味での情報が健康リスクに関する情報として受け取られるような言い方が、倫理的・法的問題についての公式文書や教科書などに多数見受けられる。このような同一視こそが社会に直接的な影響を与え、遺伝子決定論を助長している。こうした用法が「社会の遺伝子化」を強めている。aの情報は次に述べるように、実はメタファーなのである。

(2)「遺伝コード」はコードではない――メタファーであることの忘却

ヒトゲノムが「解読」されたとき、「解き明かされた生命の設計図[32]」とか「生命の書の解読」

いう言説が乱舞した。これらはすべてメタファーである。しかし改めてこう言わないと気づかないくらい、メタファーであることを多くの人が忘れて語っている。あるいは意識的にこのメタファーにリアリティーを持たせようとする人たちもいる。ヒトゲノム・プロジェクトの推進者たちがそうだった。これらのメタファーは要注意である。MITの女性科学史家リリー・カイはフーコーの〈知の歴史分析〉の手法を駆使して分子生物学の歴史的展開を読み解き、genetic code（遺伝コード、遺伝暗号）というメタファーの罠を警告する。[33] カイによれば、このメタファーこそ「分子生物学の潜在力をあらわすイコンにして家紋」であるからだ。カイのテーゼは、「遺伝コード（genetic code 遺伝暗号、または遺伝に関する信号体系）はなんらコードではない」というものである。[34]

genetic code はバイオテクノロジー関係の事典では、こう定義されている。

「生き物の設計図である遺伝情報は、四種類の化学物質である塩基、アデニン（A）、グアニン（G）、シトシン（C）、チミン（T）で書かれている。この並び方をもとに生物のからだの構成成分であるタンパク質が形成される。この塩基三つが一セットで、その順列の組み合わせを遺伝暗号（コドン）という。タンパク質を作っているアミノ酸は二〇種類で、それぞれに対応する塩基の並び方があり、三つの塩基から成る遺伝暗号が一つのアミノ酸を指定している」。(35)

J・ワトソンとF・クリックによるDNA二重らせん構造の「発見」（一九五三年）ののち、遺伝情報を担ったコードの解読が始まった。そのコードはまずDNAというインプットと、たんぱく質（プロテイン）というアウトプットをもつブラック・ボックスとしてとらえられた。ニーレンバーグとマタイによって、一九六一年に遺伝コードが「読み解かれ」、一九六七年にニーレンバーグ、ホリー、コラナの三人によって遺伝子的相関の目録が呈示された。三連の塩基（コドン）が一種類のアミノ酸を指定することを示したこの相関表（次頁の表）によって、生命現象の「謎が解き明かされ」、そのメカニズムが「発見された」と通常はとらえられている。ところが、カイによれば、「遺伝コード」というのは対象としてすでにあったのではない。それは遺伝に関わる問題をDNAとタンパク質との間の情報転移として構想する経過のなかから、初めて科学的な対象として構成されたのだ。カイはこの経過の歴史分析のなかから、「遺伝コードは〈コード〉

mRNA のコドン

最初の ヌクレオチド ⇩	2番目のヌクレオチド U	 C	 A	 G	3番目の ヌクレオチド ⇩
U	Phe	Ser	Tyr	Cys	U
	Phe	Ser	Tyr	Cys	C
	Leu	Ser	終止	終止	A
	Leu	Ser	終止	Trp	G
C	Leu	Pro	His	Arg	U
	Leu	Pro	His	Arg	C
	Leu	Pro	Gln	Arg	A
	Leu	Pro	Gln	Arg	G
A	Ile	Thr	Asn	Ser	U
	Ile	Thr	Asn	Ser	C
	Ile	Thr	Lys	Arg	A
	Met	Thr	Lys	Arg	G
G	Val	Ala	Asp	Gly	U
	Val	Ala	Asp	Gly	C
	Val	Ala	Clu	Gly	A
	Val	Ala	Clu	Gly	G

（『科学の事典』岩波書店，1985年，p.741より）

とは呼べない代物だ」というテーゼを導き出した。

「〈三個の文字をもった語からなり、語音も句読点も意味論もアルファベット順の限定もないような言語〉を人々はイメージしている。さらに、翻訳する際、原語（起点言語）も翻訳言語（目標言語）も分からないような暗号の解読をイメージしている。これこそまさしく〝遺伝コード〟という語を用いているときの実態なのだ。なぜなら言語学的、暗号分析的に見れば、DNAのなかに含まれる化学記号の配列はなんら言語ではない。遺伝〝コード〟はコードではない。そしてゲノムはテクストではない。にもかかわらず〔DNAを〕文字に見立てるメタファーが自然科学者の耳に魅惑的に響き、或る幻想世界——敵のコードとかコンピュータープログラムといった概念、あるいは神の設計図（創造プラン）といった概念さえもが幽霊のように徘徊している世界——をただちにイメージさせる[36]」。

遺伝「コードの解明」という現代生命科学の歴史は「冷戦下の原子力時代およびコンピューター技術の歴史の一部分」でもある。「この歴史を最終的に決定づけたものは情報理論とサイバネティックスの言葉である」。遺伝をめぐるさまざまな言説はこのなかから発生してくる。一九六〇年代にはDNAを「神の言葉」として誉めそやすことが、ゲノム・ユートピアの定番になった。それはひとつの遺産となって、現在の議論のなかに繰り返し語られる。「DNAコードはヒエログリフよりもはるかに古い言語、生命と同じくらい古い言語」という表現もある（ジョージ・ビードル、ノーベル賞を受賞した遺伝学者）。ロバート・シンシハイマー（カリフォルニア工学研究所の生物学者）は人間の染色体を「生命の本（Book of Life）」と定式化し、「この本、不可思議で驚嘆すべきコードのなかに、人間を創造するための指令がある」と言った[37]。これらメタファーのこだまは21世紀のいまも響き渡っている。「情報」「言語」「暗号」「メッセージ」「テクスト」といったメタファー群は、アナロジーとしては非常に説得力があるため、いまでも分子生物学者の説明のなかで重用されている。

カイによれば、分子生物学者たちは「情報」という語を生物学の特異性（specificity ある物質が特定の物質に選択的に結合したり影響したりする作用）を表すメタファーとして使用したが、しかしこの「情報」は指示対象を欠くシニフィアンであり、濫喩（catachresis 不適切な喩え）であった。そのようなものとしてそれは、遺伝コードを生命の本であるとする科学的空想にとって豊かな宝庫になった。そこからさらに、ゲノムで書かれた「生命の本」を「読み」「編集し」、自在に操るという技術的・商業的な挑戦が始まる[38]。ところが、コード表にある一対一対応をはるかに越えて、ＤＮＡの諸部分は、有機体が生活環境世界に反応するときに、新しい結合を引き受け、これまで想定されていた単位とはまったく異なる機能単位が働きを示す。有機体はＤＮＡ配列によっては予測できないほど複雑で、「関係全体は柔軟で偶然的、文脈依存的である」。有機体の発達は全体として一つの相互作用――遺伝子と、そのつどの外的な環境、および個々の細胞内における分子の相互作用による偶然的な出来事との間の相互作用——の帰結である（(3)で詳述)。それゆえ、「ゲノムは、それが実際にテクストである場合でさえも、使用説明書としてよりはむしろ詩として読まれなければならない」とカイは言う。[39]

近年の研究の結果、遺伝子は明確に定義づけられた諸要素とは別のものになりつつある。一つの遺伝子を他の遺伝子から明確に限界づけることも不明瞭になってきている。次にこの事態を眺めると、「遺伝コードはなんらコードではない」というカイのテーゼは一層明らかになるであろう。

(3) 21世紀の生物学は「遺伝子」という語を捨てるのか？

ＭＩＴの女性科学史家・科学哲学者エヴリン・フォックス・ケラーは、20世紀は「遺伝子の世紀」であったが、そろそろ「遺伝子」という語を捨てる時代が来ているという衝撃的な書を著し、そのなかで「遺伝子」という語の歴史を次のように振り返っている。[40]

そもそも遺伝学（genetics）という語は一九〇六年にベートソン（William Bateson, 1861-1926 イギリスの遺伝学者）によって作られ、その三年後一九〇九年に Gen（遺伝子）という語がヴィルヘルム・ヨハンゼン（Wilhelm Johannsen, 1857-1927 デンマークの生化学者）によって作られた。「遺伝子」という概念は、「個体の特徴の底に非常に安定で可能性としては不死であるような遺伝の単位（an inherently stable, potentially immortal, unit）があって、特徴が世代を通じて伝えられていくのはその安定性による」という想定とともに遺伝学の歴史に入り込んできた。

（1）物理学と化学において基礎的な説明の単位として「原子」や「分子」があるように、粒子的な遺伝単位が生物学でも説明の基礎的な単位になるだろう。

（2）世代を通じての安定性は、これらの物質的な要素が不変に遺伝されていくことによる。

こうした信念が「遺伝子」という概念には含まれている。なかにはド・フリース（Hugo De Vries, 1848-1935 オランダの植物学者）のように、すべての細胞の核内に、一個の粒子ごとに一個の形質を代表するような粒子がそれぞれ保管されていると考えた者もいた。このように、20世紀初頭に gene（遺伝子）という概念が登場した頃、遺伝子は一個の独立した単位で、それが表現型に対応するというイメージが持たれていた。

一九五三年、二重らせん構造の発見で、遺伝子はデオキシリボ核酸（DNA）という物質であることが分かった。その後、生命科学と遺伝学は飛躍的に発展した。この発展に「遺伝子」という概念が重要な役割を果たした。同時にしかし、遺伝的安定性の維持は、これまで想像していたよりもはるかに複雑なシステムによって支えられていて、遺伝子の変異の発生と分かちがたく結びついていることも分かってきた（例えば選択的スプライシングという機構）[41]。遺伝と生命活動の仕組みは当初予想されていた以上にはるかに複雑で、ＤＮＡは遺伝の仕組みがそこから始まる決定因子ではなく、他のさまざまな因子との相互作用こそが重要であることが明らかになった。分子遺伝学者ウィリアム・ゲルバートは言う。「遺伝子という概念はたしかに生物現象に関する現在の知識をわれわれが獲得するにあたって重要な役割を果たしてきた。しかしいま遺伝子という語の使用がわれわれの理解の妨げになるところに到達したのかもしれない」（Sience, 1998）。生物学で構造および機能を説明する核心概念として遺伝子が至上の位置にあったのは20世紀の産物であって、21世紀のものではない[42]。

メイ・ワン・ホーは言う。

「ＤＮＡ→ＲＮＡ→たんぱく質」という分子生物学のセントラル・ドグマ（フランシス・クリック）は崩壊した。ＤＮＡとその産物との間には、単純な一対一対応ではなく、一対数種、数種対一、数種対数種という具合に、ありとあらゆる組み合わせ対応がありうる。遺伝子からたんぱく質が形成されるプロセスだけでもこれだけ複雑で、遺伝子と遺伝子配列を知るだけではどうにもならないのだから、ましてや生物体全体の理解には遠く及ばない。(43)

遺伝子構造の安定性は、出発点としてではなく、細胞調節のダイナミックなプロセスの最終産物として得られる。(44)遺伝子がどう働くかは、ゲノム全体の文脈のなかで決まってくる。さらに環境との相互作用も影響してくる。遺伝子は環境からの影響をあまりにも受けやすいため、the fluid gene（流動するゲノム）という新語を分子遺伝学者（Gabriel Dover & Dick Flavell）が一九八〇年代に作ったほどだ。(45)遺伝子は出発点にある安定した単位ではなく、複雑でダイナミックなプロセスの最後に保証されるものである。「遺伝子」という言葉は「もはや単一の存在なのではなくて、大きな弾力性を持つ言葉」となった。(46)こうした新しい方向性は一般社会における議論やメディアのなかにはまだ反映していない。そのため科学研究と公衆の認識との間に溝が拡がっている。

「遺伝子に関してひろく同意の得られる安定した定義を用意することが生物学者に次第に困難

になってきている」ことをふまえて、フォックス・ケラーは「遺伝子」という概念の運命をこう予想している。

「いまだに遺伝子という語を使って話すことを続けさせる力のうちでもっとも有力なものは、この語自体がいまだにしっかりと仕事をこなしていて、今となっては余りにも多くのものがそれに依存するようになってしまったという事実である。しかし発生ダイナミクスの複雑さについての新たな理解が進むにつれて、発生の原因としての遺伝子という概念の妥当性が徐々に足元を掘り崩されつつある。ところが逆説的にも、〝遺伝子で語る〟(gene talk) 語り口は明白で否定しがたい用途をもち続けている。gene talk をやめにすると、文脈の違う実験の間でコミュニケィションを交わすことができなくなる。専門用語におけるある程度の柔軟さ（曖昧さ）はこうした異なる文脈を架橋するために必要である。科学的な意味の構築は、言葉が異なる背景のもとでは異なる意味をもつ可能性に依存している。しかしこれだけの荷の重さは、わずか一つの存在に無理なく背負わせる重さを越えている。生命の営みのなかでのたくさんの異なる働き手の間に重荷を分配する方がはるかに適切だ。(47)」

このように、「遺伝子」という語は生物学者にとって理解の妨げになるほど曖昧なものになってきた。「とすれば、世間一般のひとにとってはさらに重大な妨げとなって、情報が与えられるたびに、いつも誤解をもたらすかもしれない。この語は世間に的外れな期待を抱かせ、不安をかき立て、真実で緊急な問題について公共政策の議論をするときでさえも生産的でない作用を及ぼす」とフォックス・ケラーは警告する。(48)

「遺伝子情報」という新しい知識とつき合っていく際、そもそも「遺伝子」とか「遺伝子情報」という概念や、「遺伝コード」を中核とする一群のメタファーの実態を見極めながら、いま何を議論しているのかを見極める努力が必要であろう。

第五章　人体改造——増進的介入《エンハンスメント》と〈人間の弱さ〉の価値

第一章の末尾で述べたように、ＥＳ細胞研究は人間の未来のあり方をも問いかけている。「万能細胞」からさまざまな組織や臓器を将来自在に作れるようになったら、傷んだり弱ったりした臓器を新しいものに取り替えながらいつまでも若々しくあり続けることができるかも知れない。そうした空想さえ呼び起こしている。ＥＳ細胞に限らず遺伝子技術全般が人間に応用された場合、人間が大きく変貌する可能性をはらんでいる。「人体改造（Anthropotechniken）」という夢である。この問題を「エンハンスメント」という視点から考えてみる。

健康の回復と維持という目的を越えて、能力や性質の「改善」をめざして人間の心身に医学的に介入することをエンハンスメント（Enhancement　増進的介入）という。[1]

一　エンハンスメントの種類と倫理的問題

a　エンハンスメントの種類はその目的によって、

（1）肉体的能力の増進（physical enhancement）（例えば遺伝子操作による筋力の増強）

（2）知的能力の増進（intellectual enhancement）（例えば記憶などの認知力の強化）

（3）性質の「矯正」（moral enhancement）（例えば攻撃性などの行動特性の矯正）

の三種類に区別できる。

手段および分野としては、薬物（例えば成長ホルモン剤や向精神薬など）の利用、スポーツにおけるドーピング、外科的な美容整形、さらに遺伝子操作によるものまでさまざまある。(2)

b　エンハンスメントをめぐる諸問題には次のようなものがある。

（1）エンハンスメントについての医療経済学

エンハンスメントに公共の医療資源を用いてよいか？　具体的には公的医療保険を適用

してよいか？　エンハンスメントのために研究費を投入してよいか？

（2）　エンハンスメントと医の使命

エンハンスメントは医の使命と合致するか？　その普及は医療をどう変えるか？

（3）　エンハンスメントと人間の条件

人間を人間たらしめている「人間の条件（conditio humana）」に照らしてみたとき、エンハンスメントはどう評価できるか？

（1）は公共政策、医療経済学のテーマである。（2）は医のあり方をめぐるテーマ、（3）は生き方に関わるより一般的な倫理問題、根本的には人間学的・文明論的テーマでもある。本章ではaに即して事例を整理することは省略し、bの（1）（2）（3）のテーマを、それぞれの主題に最も適切な事例をあげながら、考察する。

二　低身長症への成長ホルモン治療および伸長手術

治療と、治療を越えるエンハンスメントの区別をふまえた医療資源配分（医療保険適用）に関

して低身長症の治療を例に考えてみる。初めに、この低身長症の治療をめぐってドイツの法廷で争われた事例を紹介する。(3)

伸長手術費用の支払いを健康保険組合に求めた訴訟（一九九三年連邦社会裁判所判決）

一九六一年生まれの原告は低身長に悩み、一五歳から低身長の治療に詳しいさまざまな医師を紹介してもらった。一九歳で一五四cmに達した。ある大学病院で、間脳下垂体腺が小さいことによる骨の成長遅滞と診断され、四年間にわたってホルモン治療を受け、一六四cmの身長に達した。青年はにもかかわらず自分の外見上の姿にいっそう悩むようになり、一九八四年冬学期に健康上の理由で医学部前期試験の受験を拒否したのち学業を中断した。当時エアフルト医科大学病院整形外科で行われていた伸長手術（いわゆるイリザロフ法）(4)を望むようになった。この手術を担当する教授は青年に手術を思いとどまるよう忠告した。幾人かの専門医はこう証言した。彼は当時自殺する危険があり、慢性的な心身障害に苦しんでいた。それは、彼の病気とそこから来る病的状況を適切に解決できないことに起因していた。たしかに心理療法が有効ではあったが、当時は実行不可能だった。それゆえ骨端伸長手術が成功を約束する唯一の代案であり、ぜひとも手術がなされるべきであった、と。

これに対して、州保険庁の社会福祉担当医は次のような所見を示した。この青年の場合、成長不全が問題なのではなく、基準値内の一特殊例にすぎない。彼にとって、身長と並んで若者としての容姿も重要であったため、有意義な治療は心身医学的な（psychosomatic）治療である、と。州の委託医も、伸長手術は心理的な不調を克服するのにはふさわしくないと診た。地域健康保険組合は伸長手術費用の支払いを拒否した。それにもかかわらず青年は伸長手術を受け、それによって身長は一六四cmから一七八cmにまで伸びた。青年の父親は手術費用を保険から支払うよう社会裁判所に訴えたが、裁判所はこれを却下。父親は州社会裁判所（社会高等裁判所）に控訴して勝訴したが、健康保険組合も連邦社会裁判所にこの判決の修正を求めて控訴した。連邦裁判所は州社会裁判所とは異なって、青年になされた措置は必要な病気治療ではなかったと判定した。すなわち保険法で意味する病気とは、通常とは異なる身体的・精神的状態であって、医師による治療を要し同時に労働不能を結果する状態、あるいはもっぱら労働不能を結果する状態のことである。その際、通常と異なる状態とみなされるのは、健康な人間の基準ないしは典型からはずれた状態である。身長一六四cmの青年は、この前提を満たしていない。（州社会裁判所も彼の身長が正常な大きさであることを認めていた。）連邦社会裁判所は青年の心理的不調について次のように認定した。青年は自分は小さすぎるという考えに病的に固執し、伸長手術によってしか自分は救われないと思いつめた。そのような誤った考えと異常な精神状態を取り除くには精神医学的治療または心理療法を必要としていたのであり、そうした治療に対しては健康保険もその費用を保障する用意があったはずである、と。

州裁判所は、青年が精神医学的または心理療法的治療を拒否したため、自殺の危険をはらんだ精神的病いを除去する唯一の可能性は伸長手術だったと論じた。連邦裁判所の見解によれば、これを認めれば、保険による支払い義務が帝国保険条例に反する形で拡大してしまう。当人が身体状態を変えたいと心理的に固執しているからといって、正常範囲内にある身体状態を変容させるために、保険負担によって手術を受けられるようになったら、容姿が標準からはずれてはいないけれども、当人が自分の容姿に悩んでいる場合、費用のかさむ美容整形手術に対しても保険を適用しなければならなくなる。それゆえ保険の支払い義務があるのは、治療が本来の病気に直接向けられた場合のみである。

この事例では、低身長に伴う社会的な不利（職業選択上の不利や世間からの蔑視など）を社会がどう補償するか？　それへの医学的対処（成長ホルモン治療や伸長手術や心理療法など）はどうあるべきか？　といったことが問われている。

健康保険からの「治療」費支払いをめぐって法廷で争われた場合、（診断、治療 therapy、緩和、予防を含む）「治療（treatment）」と治療を越えるエンハンスメントとを区別する線引きが医療経済政策上必要となる。こうしたケースでは、疾患に基づくアプローチが有効である。患者の病的状態を同定できれば、それへの対処は適正な医療と言える。(5)　患者の病的状態を同定できなければ、エンハンスメントの疑いが生じる。健康保険がどこまで医療費を支払うかを決めるためにも、治療とエンハンスメントという区別は必要である。これは、誰をどこまで治療し、どこまで保険や公費を適用するかという政策的レベルの問題であり、医師としての職業倫理の問題でもある。

三　エンハンスメントによって医療は健康サービス業に変質する

低身長症に悩んだドイツの青年はついに伸長手術という大きな侵襲を伴う介入まで断行した。

社会的な偏見や差別構造を変えようとするのではなく、不利な立場にある肉体そのものを改造することにのみ集中した。それは結果として、社会的差別構造を永続化することになりはしないか。これはゾラやイリッチが提起した「医療化（medicalization）」[6]という問題圏に含まれる。医療化とは、心身の状態を、病気でもないのに、治療が必要だと定義し、そうすることで医薬品や治療への需要を高めて行く過程のことを言う。本来社会的に解決されるべき問題（例えば差別）を「病気」や「疾患」として医療問題に転化し、問題の責任を社会にではなく当の本人にあるとして、医療的手段等を投入することにもなる。

伸長手術は過激すぎる極端な一事例かもしれない。これに対して、もっと簡便に手を出せるエンハンスメントの形態が普及しつつある。例えば〈ライフスタイル・ドラッグ（lifestyle drugs）〉と呼ばれる薬の利用である。近年とくにインターネットを介して急速に広がってきており、製薬業界もこの新市場に熱い視線を注いでいる。生命《いのち》に直接関わるような病気の治療のためではなく、人によっては気になる身体《からだ》の症状や生活習慣を改善することによって生活の質を高め、幸福感を高める薬のことで、「生活改善薬」とも訳される[7]。気分をよくするための「合法ドラッグ」または「脱法ドラッグ」、精神機能を改善し「賢くするスマート・ドラッグ（スマドラ）」

等々多種多彩である（ただし、これらが互いに厳密な定義で区別されているわけではない）。例えばパキシルやプロザックなどＳＳＲＩ（selective serotonin reuptake inhibitors 選択的セロトニン再取り込み阻害薬）系の抗うつ薬が、うつ病患者でもないのに、「ちょっと落ちこんだ気分を爽快にしたい」といった目的で気軽に服用される場合もある。あるいはＡＤＨＤ（注意欠陥多動性障害）児童にリタリンを服用させて、教室を「正常」化しようとする試みもなされている。[8] こうした利用例は、問題の発生源には手を触れずに表面に現れた症状のみを変えようとする。ストレスの多い社会であれば、少しでもストレスが少なくなるように、職場環境や労働条件の改善や人間関係の改善に努めるとか、あるいは自身の心のありようや心構えを改めるのが筋であろう。「○○さえ飲めば気分スッキリ」はあまりにも安易である。本来の社会的な問題の解決をなおざりにして、人間の脳と精神の方を薬理学的に操作する対象とするのは、本質的問題から眼をそらせることになる。それゆえエンハンスメントに対しては、目的に対してそれが正当な手段かという問題が提起される。

このような「なんでも夢かなえます」というエンハンスメント・サービスが普及した場合、医療とは異質なものが「医療化」される傾向がいっそう強まるだろう。病気でなかったものまで

「病気」にして、医学的介入の対象とする。「理想」の「健康」状態があくことなく追求される。医療は患者の要望に基づく「サービス業」に変質するであろう。患者は「病める人」から「顧客(customer)」となり、医師は人体改造の「請け負い人」に成り下がる。医療倫理は「患者中心」どころか、「顧客中心の医療」を謳うことになろう。医療の現場ではこれまで医師－患者間の信頼関係が重視されてきた。エンハンスメントの普及とともに、医師－患者関係は倫理的な統制を離れて、健康産業という市場における売り手と顧客との一種の契約関係が中心となるだろう。(9) それとともに、「病気」、「健康」、「医療」のいずれの概念も拡大することになろう。こうした傾向には、医療の本来の使命や目的とは何かという、医の自己了解が問われている。さらには、人間のあり方そのもの、人間の自己了解も問われてくる。これについて、次に遺伝子操作による人間改造技術を例に考察する。

四　エンハンスメントは人間の条件か?

遺伝子医療技術が病気の治療に用いられるだけではなく、人間改造(Anthropotechnik)へと転用される可能性が出てきた。病気の原因となっている遺伝子の欠失を遺伝子治療で補い正常に戻すことと、現在健康であるけれどもさらに「より健康な強いからだ」にする人体改造との線引きが必要である。前者は「消極的遺伝子工学（治療）」、後者は「積極的遺伝子工学」（例えばエンハンスメント）と呼ばれ、区別されている。(10) しかしながら、この線引きには次の三点から困難がともなう。(11)

（1）この概念的区別は「予防」がテーマになると、ただちに困難にぶつかる。遺伝子技術によって癌になりにくい遺伝子を前もって体内に組み込むことは、インフルエンザの予防注射とどう違うか？　診断可能な疾病が現れるはるか以前から、それに抵抗する力を強化する努力はすでに広く行なわれている。

（2）「病気に対する治療／それを越えるエンハンスメント」という線引きの困難さは、エンハンスメントを正当化するために新しい病名をたやすく造語できること（疾病分類学的な弾力性）からもくる。

（3）バイオテクノロジー的な介入は初めは治療手段として研究開発される。研究開発が承認され、治療法や治療薬が確立されると、それを本来の目的以外に転用する動きが出てくる。

目の前にすでに「夢をかなえる魔法の技術」があるのに、使用の範囲を制限するのは幸福追求権の保証という憲法上の原則に照しても難しい。

こうした事情ゆえに、治療から改造へとなし崩し的に移行する可能性が高い。例えばペンシルベニア大学の細胞工学者は長く走っても疲れない筋肉を遺伝子操作で生み出すことにマウスを用いた実験で成功している。この技術が人体にも応用可能になったとき、まずは筋萎縮症の治療に、次に老化で筋肉が衰えた人に用いるという。さらにそれはスポーツ選手、トップアスリートにも応用されることが予想される。スポーツ界ではすでに遺伝子ドーピングが現実味を帯びてきている。[12] 世界反ドーピング機関（WADA）は二〇〇三年一〇月、世界的な施行を目指す統一コードのなかで新たに「遺伝子ドーピングまたは細胞ドーピング」を禁止対象とした。[13] ダチョウやチーターの脚力を生み出す遺伝子を人体に組み込もうとする研究も進められている。各選手が思い思いに動物の筋肉の遺伝子を組み込んでスピードを競う。そんな時代がくるかもしれない。そうなったら、オリンピックは「人類の平和の祭典」ではなく「獣たちの遺伝子の競演」、「愉快な森の仲間たちの競技会」となろう。

またプリンストン大学の分子生物学者、銭卓（Joe Z. Tsien）は遺伝子操作技術で記憶と学習の能力を高めたマウスを作ることに一九九九年に成功している。脳神経細胞間（シナプス）でシグナル伝達物質を受け止めるNMDA受容体を構成するたんぱく分子NR2Bを前脳（特に皮質と海馬）に過剰発現させせられたマウスは「ドギー」と名付けられた。〝天才マウス〟ドギーは学習・記憶試験において、いずれの能力も野生型マウスに比べ増強していた。記憶形成過程の中心となる特定の分子の役割が明らかになったことで、将来アルツハイマー病のような脳疾患の治療薬が開発される可能性が出てきた。さらに、健康な人の学習記憶能力を高める薬の有力候補にもなりうると期待されている。[14]

このような技術発展の先に、リー・シルヴァーの *Remaking Eden*[15] や映画「ガタカ」（Gattaca 米、一九九七）のなかで描かれているような、パソコン画面に向かって「わが子を設計する」デザイナー・チャイルドの時代がやってくるという予想もある。このような人間改造の企図がどこまで成功し実現するかは予断を許さないが、遺伝子操作による人間改造の試みがすでに始まっていることも事実である。わたしが問いたいのは、こうした人間改造技術がはたしてどこまで成功するかについては議論の余地があるにしても、この種の試みが人間のあり方、生き方をどう変えるか？　人間社会とその基盤にある倫理的規範にどのような影響を与えるか？　ということである。これには次のような見解の対立が見られる。

（1）人間の文明は自然の限界を一歩一歩乗り越えてきた歴史である。遺伝子操作を含む人間改造はこの歴史の延長上にあり、人間の本質的条件に由来し、文明のあり方に合致している。

（2）行き過ぎたエンハンスメントは人間の本質的条件を踏み外しており、人間のアイデンティティを揺るがし、人間の条件を失わせる。

この両論を現代ドイツの哲学者、スローターダイクとハーバマースを例に検討してみたい。

(1) 〈操作されうる人間〉――スローターダイクの人体改造容認論

スローターダイクは「操作されうる人間[16]」のなかで、情報技術と遺伝子操作技術の結合によって、「支配という形をとらない操作性が成立しつつある」という見通しを述べている。まず二種類の技術が区別される。

a　これまでの技術は、熱が出たら熱さましを飲み、下痢をしたら下痢止めを飲むように、人間にとって不都合な現象を自然に逆らってでも強引に抑え込もうとする技術であった。スローター夕ーダイクは allopathy（逆症療法）という語から Allotechnik（逆症技術）を造語して、この技術を特徴づける。

b　これに対して、サイバネティックス以降の情報操作技術は、症状に逆らわずに病気を直そうとする homoeopathy（同種療法）のように、暴力的でないスマートな技術である。これをスローターダイクは Homöotechnik（同種療法的技術）と呼ぶ。こうした技術の出現によって、「威圧的なものは傾向としては完全に終焉せざるをえない」[17]。この技術思考は「敵対者のいない、支配から自由な関係についての倫理を解き放つ潜勢力をそなえて」いるとまで評価する。

スローターダイクは、反テクノロジーのイデオロギーは技術のこうした新しい面を見逃し、主体による客体の支配という旧態依然たる枠組みにとらわれている、と批判する。けれども、こうした技術は一見スマートかも知れないが、例えば遺伝子という生けるものの最内奥へ介入することは、これまでの「素朴な」技術以上に「暴力的」だと言えなくもない。彼はこの面には触れずに、ひたすら楽観的な見通しを語っている。

スローターダイクはそもそも「技術は、本来的に人間を-贈与するもの（das eigentlich Menschen-Gebende）である」として、こう述べている。

「それゆえ、もし人間がさらなる産出と操作に自らを曝すとしても、人間にとって何も異質なものは生じない。そして、もしも人間が自らを自動技術的に（autotechnisch）変化させるとしても、これらの介入と補助は、人間の生物学的・社会的な自然本性への或る非常に高い次元の洞察において生じるということを前提にすれば、人間は倒錯的なこと（自然に反すること）を何ひとつしてはいない。その非常に高い次元の洞察とは、かかる介入と補助は進化のポテンシャルとの利口で勝ち目のある真の共同製作として効果を発揮できるようになるという洞察である」。

生命進化についての「非常に高い次元の洞察」と結びついていれば、人間改造は倒錯的なものではないと言っている。スローターダイクは別のインタヴューのなかで、「人間はかつてはみずからの身体を無意識に、無計画に変えてきたが、今日の遺伝子技術は人間の遺伝的素質に意識的に介入することを可能にした」(18)と語っている。「人間が進化の共演者になる」(19)とうそぶくワトソンや「進化をコントロールする」と豪語するリー・シルヴァーと基本的には同じ発想と言っていい。「非常に高い次元の洞察」がどの程度の洞察なのかをスローターダイクは語ってはいない。いずれにしても銘記すべきは、三〇数億年におよぶ長い進化の結果としてある現在の遺伝子的構成について、その奥深い意味をわれわれ人間はまだほとんど分かっていないということである。このことを忘れて、先端技術を駆使して邁進するならば、コルボーンが警告する「無視界飛行」[20]に等しい冒険となろう。

スローターダイクの論は反テクノロジー論の形而上学的基礎にまで踏み込んだ深い批判のような装いをとりながら、内実は一般の先端技術礼賛と変わるところがない。むしろ従来の技術をAllotechnik（逆症技術）と特徴づけ、これに対して現代生物情報工学をHomöotechnik（同種療法的技術）として位置づけ、別格扱いすることによって、一層巧妙な技術礼賛になっていると言えよう。

（2）人間の自己了解の危機――ハーバマースの懸念

次に、エンハンスメントの過度な展開は人間のアイデンティティを失わせる危険があるというハーバマースの論を見てみる。人間のサイボーグ化が人間のアイデンティティを揺るがし「人間の終わり」となりかねないという危惧は珍しくはない。これは人間の心身レベルにおける同一性の保持を危ぶむ論である。これに対して、ハーバマースの議論は、人体改造の試みが人間社会の倫理的基盤に及ぼす影響に焦点を当てているところに特徴がある。彼が一貫して問い続けているのは、わたしたちが「人間であること」を支えている倫理的・社会的な基盤がエンハンスメントの普及によってどう変容するかという点だ。その際のキーワードは「類倫理学的自己了解(gattungsethisches Selbstverständnis)」である。これは個人レベルの倫理でも、ある文化的特徴をもつ一社会の倫理でもなく、人類という種の同一性の基盤に関わる普遍的な倫理である。ハーバマースは出生前診断による優生学的選別やデザイナー・ベビーの企ては、諸文化の差異を越えて、人類普遍の自己了解、すなわち〈人間とはかくなるものである〉という自己認識に関わる問いを投げかけていると見る。そうした問いかけは、先端技術によって生殖の「自然性」とそれにつきまとう「偶然性」を乗り越えようとするところで生じる。これまでは一対の男女からどんな子が生まれるかは、人間の思い通りにならないという意味で「自然の偶然」にゆだねられていた。仮に優生学的な配慮のもとに「優秀な男」と「美しい女」が結婚しても、「優秀で美しい子」が生まれる保証は何もない。(21) 生殖細胞系列への遺伝子技術の介入によって「理想の子《パーフェクト・ベビー》」を製造する」企ては、かかる「偶然性」を最終的に克服しようとするものである。ハーバマースはしかし、生殖に伴う「自然の偶然」こそが人類社会の基本的枠組みの前提をなしているととらえる。これまで哲学はこの連関をめったに主題化してこなかった。そのなかでハーバマースが唯一着目したのが、ハンナ・アーレントの natality（生まれ出《いづ》ること、出生）という概念である。ハーバマースはアーレントの『人間の条件』から次の一節を引用する。

「誕生のたびごとに世界のなかに生じる新しい始まり（Neubiginn）が実際にものをいうのは、新参者〔子〕が新しい事を始める能力つまり行為する能力をもっているからにほかならない。新たに事を始めるイニシアチブ（Initiative-ein initium setzen）という意味で、行為という要素は人間のあらゆる活動のなかに潜んでいる。このことは、人間の活動が、誕生によって世界に到来し生まれ出《いづ》る（Natalität）という条件のもとにある存在者たちによって実行されるということを意味している[22]」。

人間の創発的な自由は、おのれの始まり（出生）が「他人の意のままを免れている」ことの上に成り立つという趣旨である。両親が我が子がほしいと思って、子を持つに至ることはよくある。しかしどのような子を持つかは両親の意のままにはならない。(子は親を選べないが、親も子を選べない。)このことは人間社会への「新しい加入者」(新生児)の「自由」の基盤であるだけではなく、その者を受け入れる社会にとっても新しい始まりである。生まれたばかりの赤ん坊に注がれる家族や親戚の熱い好奇な眼差しには、〝どんな人間に育って行くのやら〟という「予期しえないものへの期待(Erwartung des Unerwarteten)」がにじみ出ている。「新生児に対するこうした白紙の希望(unbestimmte Hoffnung)に、未来に対する過去の威力(die Macht der Vergangenheit über die Zukunft)は打ち砕かれる[23]」。

人間の自由と人間社会の新しい可能性は、じつは思い通りにならない出生の自然性によって支えられている。もしこれが両親の思い通りになったら、どうであろうか?(例えばオリンピック金メダリストの体操選手が子供にも自分と同じ道を歩ませようとして、体操競技に威力を発揮する遺伝子を胚段階で組み込むようなケース)これは、教育・訓練や食生活による人間の改良という昔からの方法とは根本的に違う。生殖細胞への遺伝子的介入は一方的であり、不可逆で修正不可能である。過去の威力が未来を永久に縛り続けることになる。功名心の強い両親の一方的な期待に、生まれてきた子供は異論をさしはさむ余地がない。これはプログラマーとプログラミングとの関係であり、コミュニケィション行為の相互性という条件を外れている、とハーバマースは見る。

「プログラマー〔親〕はプログラミング過程に共に行為する作用者（Mitspieler）として介入しながら、プログラミングされた者〔子〕の活動領域の内部では対戦相手（Gegenspieler）として登場することはない(24)」

自分の出生（natality）のなかに人間の「思いどおりにならない始まり（ein unverfügbarer Anfang）」があるからこそ、人間は行為のなかで〈なにか新しいことを始める〉という「自由」を感じることができる。もちろん無規定の自由などこの世にあるはずはない。われわれはいつもすでにさまざまな関係の網の目のなかに埋め込まれていて、与えられた条件のなかで行動を起こす以外にない。しかしすべてが決定されているわけでもない。状況は変更可能で可塑的でもある。「思いどおりにならない始まり」と「歴史的実践の可塑性（die Plastizität geschichtlicher Praktiken）」とのすきまのなかでわれわれは行為する。(25)

コミュニケイション的理性の哲学者ハーバマースは、コミュニケイション以前の「出生」のもつ意味を、アーレントに依拠しながら、このように分析している。それは一言で言えば、生まれ出《いづ》る（natality）という自然（nature）によって人間の自由が支えられているという逆説的な関係についての洞察である。デザイナー・ベビーなどのリベラルな優生学的企ての普及によって、結果として、人間社会を支えているこうした根本条件が変質しはしないか？　このことがヒト胚をめぐる今日の議論のなかで問われているとハーバマースは見る。

「生まれる前の人間のいのち〔胚や胎児〕についてのわれわれの理解は、人権主体の理性的道徳が成り立つための類倫理学的な安定的な環境（eine stabilisierende gattungsethische Umgebung）を形成する。つまり、道徳そのものが滑り落ちてしまってはならないとするならば、けして破り捨ててはいけない埋め込みのコンテクスト（Einbettungskontext）を形成している。……われわれはこんにち問わなければならない。後の世代が場合によっては、自分をみずからの人生を生きる分割不可能な主役（ungeteilte Autoren ihrer Lebensführung）としてはもはや理解せず、そのような主役としてもはや責任を問われないことに満足するかどうかを。

道徳と法において平等であるという諸前提にもはや合致しないような人格間関係に彼らは満足するだろうか？　われわれの道徳的言語ゲームの文法形式〔人生ゲームの基本ルール〕は変化しないだろうか？　つまり言語・行為能力のある主体にとっては規範的な理由こそが重要なのだという理解が変わることはないだろうか？　遺伝子技術の幅広い発展への期待のなかに、すでにこうした問いがわれわれに提起されている」[26]。

遺伝子技術の進展、とりわけリベラルな優生学の普及によって、人生ゲームの基本ルールが変容しないか、という問題提起である。出生、それは両親の選択からも独立した「偶然」による「大いなる贈りもの」である。出生後にわかる病気や障害、それへの体質は、これまでは多かれ少なかれ〈人間には責任のない運命〉とみなされた。その運命は他者の援助《ケア》と連帯を頼りにすることができた。もしも遺伝子的素質が出生前診断などで選択の対象となり、遺伝子操作による介入の対象となるならば、人間は平等だという原則、お互いに人格を認め合う（相互承認）という要求、社会的連帯といった倫理的な構想はどう変化するだろうか？　遺伝子研究による洞察と遺伝子技術の介入の拡張は、それの使用の新しい可能性が出てくるたびごとに、社会的諸関係の深刻な変容を引き起こさないではいないだろう。[27]

五　人間の〈弱さ〉の価値

人間をエンハンスメントへと駆り立てるもの、それは「より健康で、より強く、より優秀で、より美しくありたい」という欲望である。そうした欲望実現のために人間は涙苦しい努力を積み重ねている。それは「自己完成（自己形成）」をめざす人間的努力の本質的な要素であると見ることもできよう。しかし遺伝子改変にまで手を伸ばした今日のエンハンスメント技術は、「自己完全化」までも志向し、人間の弱さを根本的に乗り越えることをめざしている。かつてヒトラーは、自然は、「いかなる場合にも、強者の存在を犠牲にしても弱者が支えられ守られるべきだというようなヒューマニズムを知らない。……弱さは有罪の宣告理由である」と言った。[28]しかし人間の弱さは果たして否定的な意味しかもたないのであろうか？　ひとは人生の目標を達成しつつあるただなかにおいても「ひょっとしたら達成できないかもしれない」、「折角の成果も運命のいたずらで失うかもしれない」と感じることがある。「喜びのさなかにも苦しみの最初は始まる」[29]

（セネカ）。人生一寸先が闇。人生に安全地帯などどこにもない。順風満帆と思われる人生にも突然の悲劇が訪れることも珍しくはない。「不条理な」運命にさらされている「か弱き存在」でありながら、人はこの弱さを認めず、さまざまな手段を講じて、これを克服しようとあくせくする。さまざまな保険を掛けて「完全武装」する。エンハンスメントもその一つである。しかしこの「弱さ」がもつ価値を見逃してはならない。「弱さ」こそがじつは「助け合い支えあう」という人間文化の本質的条件を生み育んだものなのだ。身体の傷つきやすさ（vulnerability）、壊れやすさ（fragility）はわれわれの人生を味わい深く奥行きのあるものにしている源泉である。もしも人間が傷つきやすいものでなかったなら、文学も芸術も十分には発達しなかったであろう。

誰もがいつ「弱者」になってもおかしくないという状況は人生の至るところにある。むしろ人間が「強くあること」自体ひとつの僥倖と言える。「自立した主体的な人間」という啓蒙主義的人間像は、健康な成人をモデルにしている。人生全体を眺めて見れば、これは生の一局面でしかない。誰の人生も、まずは他者の世話なしには一日たりとも生き延びれない無力な赤ん坊から始まる。人生の途上で事故などにより障害を負うことも稀ではない。その難を逃れたにしても、老年期や終末期には、ほとんどの人が他人の介護・看護に依存することになる。こうした人生の実相を見据えるならば、弱さを根本的に克服しようとするエンハンスメント的志向には、かえって危ういものがある。もしも、「他人はさておき自分だけは絶対安全な地帯にいる」と思える状況を人々が「われ先に」とめざすようになったら、どうであろう？　たまたま「運命の犠牲」となった者に共感する力は衰退していかざるをえない。それどころか運命の犠牲は犠牲者自身の自己責任とされてしまう。これは被害者を加害者として責め立てるのに似た道徳的転倒である。

人間の身体の「傷つきやすさ、壊れやすさ」こそが人間社会を根底から支えている。それは単に「困った時はお互い様」という打算ではない。ヨーナスは「責任」の原型を、ほって置かれたら生き延びていけない乳飲み子の全身による呼びかけ、それに応える親の世話のなかに見た。[30]それはgive-and-takeの「権利－義務関係」ではない。シモンヌ・ヴェーユの言う「権利に先立つ無条件の義務」である[31]（第七章、一九三－一九五頁参照）。このような意味での無条件の義務と責任が人間社会を支えてきた。増進的介入によって「身体の傷つきやすさ、壊れやすさ」を乗り越えようとする試みは、このかけがえのない価値を失うことになりはしないか？　増進的操作への熱中は生（Life）を貧弱なものにし、[32]連帯社会を危うくするリスクを孕んでいる。[33]技術革新の一歩一歩がそうした人間学的・文明論的問いを投げかけている。

エンハンスメントをめぐる倫理学的射程

エンハンスメントめぐる問題は医療経済学的な問いや医の職業倫理をはるかに越える深い射程をもっている。ここには、どのように自己を形成し、おのれの人生を創って行くかという生き方が問われている。さらには、自然の限界を次々に突破していく「力強い人間」像の上に社会を運営していくのか、それとも、人間の〈弱さ〉を認め、「弱き存在」という人間像の上に人間のアイデンティティと人間社会の持続可能性を担保しようとするのかも問われている。それは、われわれがどのような社会で生きることを望むのかという社会選択の問題でもある。

第六章　生命政策の合意形成にむけて

第一章のおわり（三四－三八頁）に見たように、ドイツでは議会と政府のそれぞれの倫理委員会がＥＳ細胞の輸入をめぐってあい対立する結論を出した。着床前診断をめぐっても両者は対立する結論を出した。議会の審議会は着床前診断について、一六名の委員が禁止の継続に賛成、三名が条件付容認で、着床前診断への反対者が多数を占めた（二〇〇二年二月二五日票決）。政府側の評議会では、七名が導入に反対、一五名が条件付容認で、容認派が多数を占めた（二〇〇三年一月二三日発表）。このことは合意形成の難しさを示しているだけではなく、生命政策の決定のあり方に関しても問題を投げかけた。国レベルの生命政策についての合意をどう形成し決定していくのか。これはどの国にとっても大きな問題である。本章ではまず、ドイツにおける二つの委員会の対立状況について考察し（一、二節）、そのなかから、日本における生命政策についての合意形式のあり方について提言してみたい（三節）あわせて生命倫理の審議を支える情報センターの設置を提言する（四節）。

一　議会と政府の二つの倫理委員会

まず議会と政府に設置されているそれぞれの委員会の設置の経緯と活動状況について述べる。

（1）「現代医療の法と倫理」審議会について

第一四期（一九九八－二〇〇二年）ドイツ連邦議会は二〇〇〇年三月二四日、「現代医療の法と倫理」審議会（Enquete-Kommission アンケーテ・コミシオン）[1]を設置した。日進月歩の現代医療と医学生物学が提起するさまざまな法的・倫理的問題を検討し、議会と政府に対して立法的・政策的提言を行うことを目的とする。「設置の趣旨」は本審議会の課題をこう述べている。

「公共の議論を深め、政治的な決定の準備をするために本審議会は次の課題をもつ。医療の将来問題に関して、この問題に関わるさまざまな社会的なグループや制度、団体ならびに教会に適切に配慮しながら、倫理的な評価や社会的な取り扱い方について提言し、立法的・行政的な行動ための提言を仕上げること」。

委員は二六名で構成され、半数が連邦議会議員、もう半数が議員以外の学識経験者である。後者は医学、自然科学、法学、神学、哲学、社会科学などの各分野の専門家からなり、学際的な構成となっている。委員数は議席数に応じて各党派に割り振られる。社会民主党（SPD）が六人の議員と六人の学識経験者を推薦できる。同様に、キリスト教民主・社会同盟（CDU／CSU）が四議員＋四学識経験者、緑の党／九〇年連合、自由民主党（FDP）、民主社会党（PDS）がそれぞれ一＋一である。議員については代理が認められている。常設委員会とは違って、議員でない学識経験者も議員と対等に議論に参加できる。

会長はSPDのマルゴット・フォン・レネッセ議員が務めた。彼女は設置にあたって、審議会が扱うテーマについて「公衆が出来るだけ幅広く議論に参加できるように配慮しなければならない」と抱負を述べていた。実際の審議経過のなかで、外部から各分野の専門家を招聘し、さまざまな団体から意見を聴取した。そうしたヒアリングの前に、準備として詳細な所見や論文などを有償で提供してもらい、多様な情報と幅広い意見聴取に努めてきた。また「二六人の委員は党派的にだけ区分されるのではなくて、審議の対象にさまざまな視点からアプローチすること」を会長は期待した。「医学・人間科学における自然科学的な知と力能が急激に膨張する様を、抑制的・懐疑的・拒否的に見るか、それとも期待と希望と賛同をもって見るかは、所属する党派や職業、専門分野の背景によって前もって決められているわけでは必ずしもないから」というのがその理由である。

審議会は毎週月曜日にほぼ丸一日というハードな議事日程をこなし、二〇〇二年五月に浩瀚な最終報告書をまとめ、連邦議会に答申した。

最終報告書（答申）の構成は以下のようである。[2]

はじめに

A　序文

B　倫理的な準拠点と法的な準拠点

1　人間の尊厳／人間の諸権利

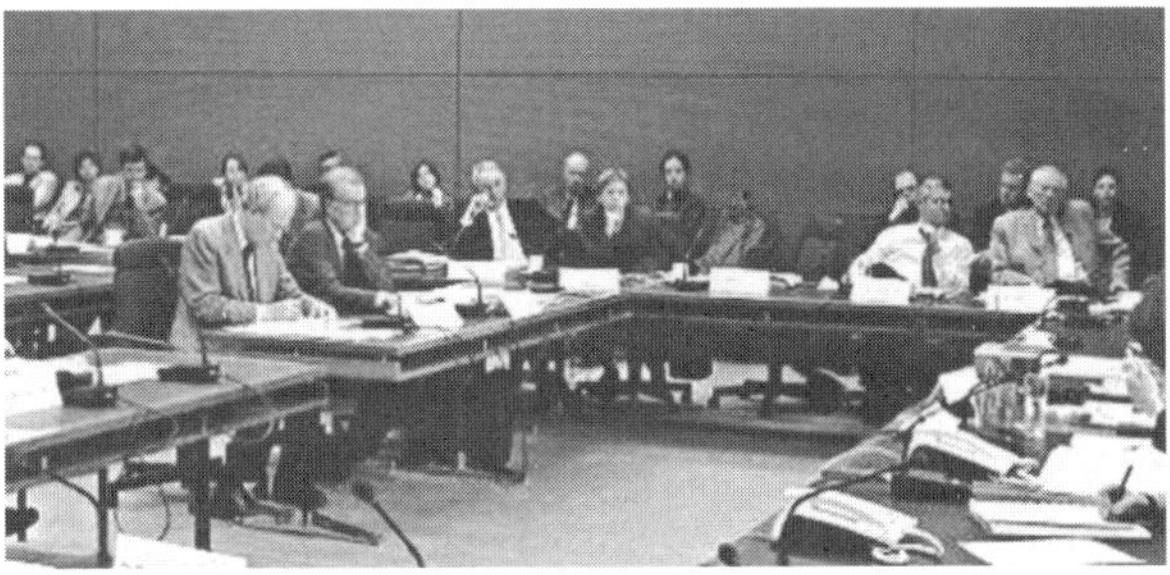

「現代医療の法と倫理」審議会　手前が会長席
(連邦議会 HP より)

2　個人倫理の準拠点と社会倫理の準拠点
C　テーマ別各論
1　着床前診断
2　遺伝子情報
D　議論と参加
E　残された課題
F　倫理的議論をさらに前進させるための全般的な提言
G　付録
1　委員による特別な意見表明〔少数意見〕
2　委員による寄稿
3　文献一覧

当初はCにさらに「バイオテクノロジーにおける知的財産保護（Schutz des geistigen Eigentums in der Biotechnologie）」（いわゆる生物特許問題）と「ES細胞研究」に関する章が入

るはずだった。しかし議会の決定を急ぐ必要から、生物特許に関する章は二〇〇一年一月に、ES細胞研究に関する章は同年一一月に中間報告書として本体から切り離されて、連邦議会に答申され公表された。この二つの中間報告書とEの「残された課題」も含めれば、答申は全体として現代医療がもたらす法と倫理の諸問題をほとんど包括している。本審議会は答申をまとめた後、第一四期連邦議会の任期満了とともに二〇〇二年九月に解散した。

「現代医療の倫理と法」審議会の再設置

この種の審議会を再び設置すべきかについては議論があったが、第一五期ドイツ連邦議会は二〇〇三年二月二〇日、新たに「現代医療の**倫理と法**」審議会の設置を、社会民主党(SPD)、緑の党、キリスト教民主/社会同盟(CDU/CSU)の賛成多数で決定した。[3] 自由民主党(FDP)は設置に反対した。[4] このとき同時に、人クローンの全面禁止をめざす決議(クローン人間作成だけではなく治療用クローンをも含め、国際的禁止条約をめざす)が採択された。これを受けて五月五日に新しい審議会が設置された。新会長はSPDのレネ・レシェペル(Rene Rospel)議員(当時三九歳、生物学士)。副会長はCDUのフーバート・ヒュペ(Hubert Huppe)議員である。

議員委員一三名中およそ三分の一の四人が再任されている。学識経験者一三名中およそ半数の六人が再任されている。今後は医療資源の公正な配分、同意能力をもたない人を対象とした研究、ナノテクノロジーの利点、異種移植と生体移植をめぐる議論、終末期にある人の自己決定（Patientenverfügung）などを議論していくことが計画されている。最後のテーマについてはすでに二〇〇四年九月に報告書がまとめられ、連邦議会議長に答申された。

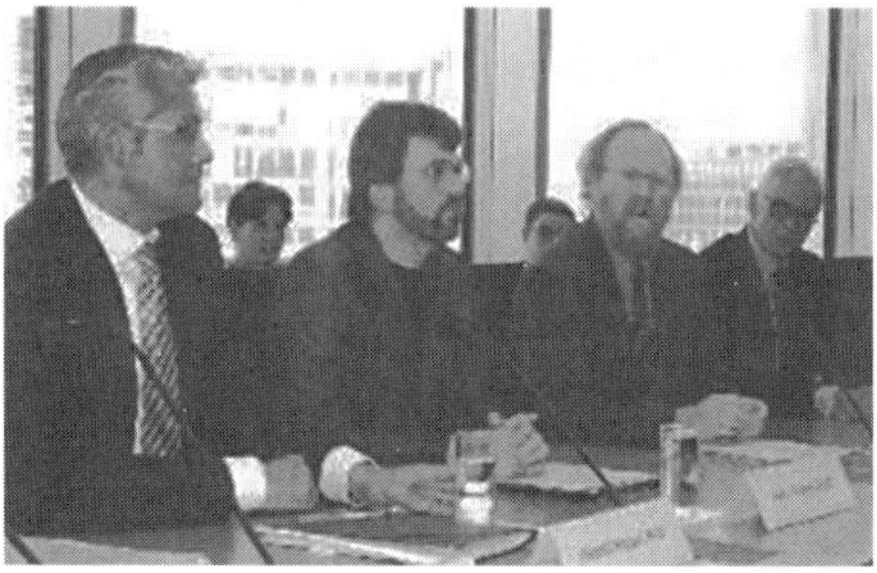

2003年5月5日，設置の記者発表。左からフーバート・ヒュペ副会長，レネ・レシェペル会長，ティエルゼ連邦議会議長（連邦議会 HP より）

（2）ドイツ国家倫理評議会（Nationaler Ethikrat）について

二〇〇四年九月九日国家倫理評議会事務局長トイヴセン博士を訪問し、評議会の活動について伺った。そのときの取材とＨＰ（http://www.nationalerethikrat.de/）をもとに国家倫理評議会の概略を説明する。

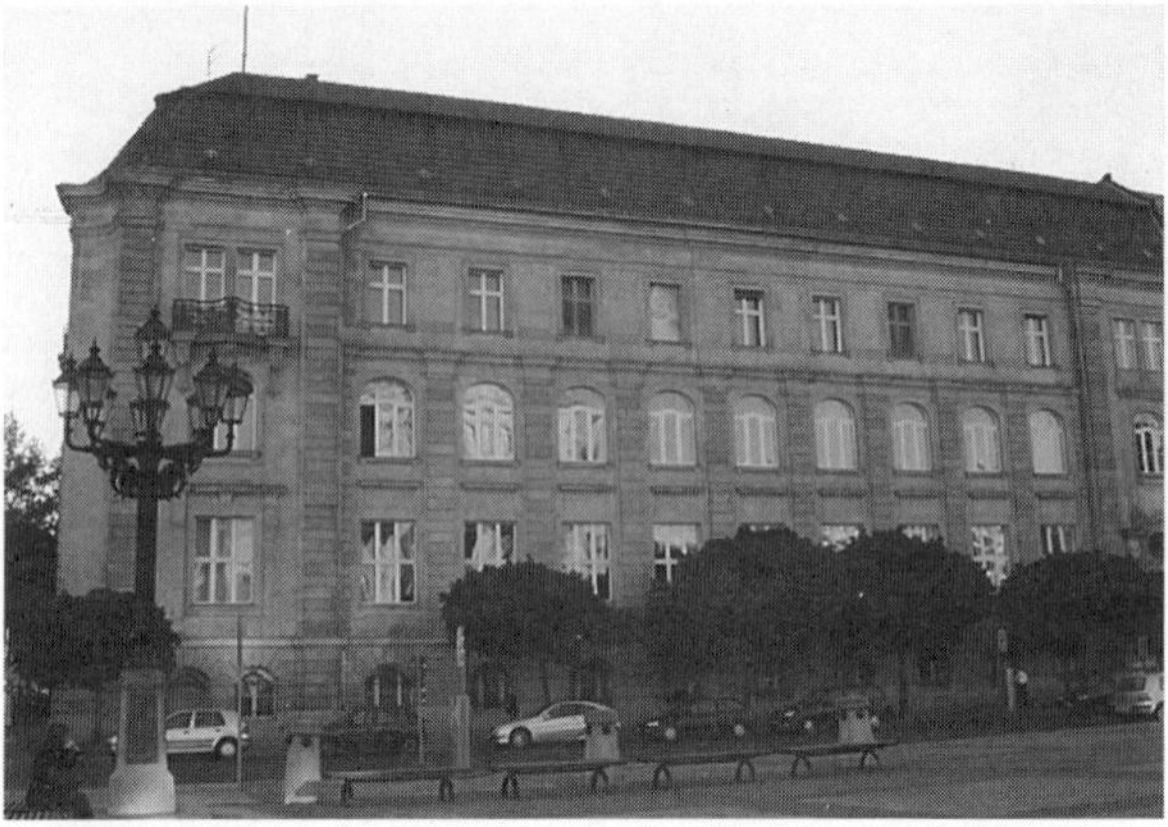

国家倫理評議会があるベルリン＝ブランデンブルク・アカデミー

「国家倫理評議会は二〇〇一年六月八日に、連邦政府の決定〔閣議〕に基づき、生命諸科学における倫理問題をめぐる対話のための国家的フォーラムとして設置された」。

委員構成

委員は二五名。うち女性八名。現在の会長はシュピロス・ジミティス教授〔民法、労働法、情報保護問題の専門家〕、副会長はレギーナ・コレック教授〔医学、神経生物学〕。ほかに医師、生物学者、法学者、裁判官、生命倫理学者、哲学者、神学者、社会学者、建築学者、教師など、学際的な構成となっている。

会議の開催

評議会は月一回、全体会議〔約六時間〕を開く。

だいたい委員の八割が出席するという。

このもとに四つの作業部会を置いて、クローン問題、バイオ特許、遺伝子診断およびバイオ・バンク、終末期医療のあり方を検討している。後者二つは最近始まったばかりである。各部会は月二回程度開かれている。

年に一回、公開大会（Jahrestagung）が開催され、申し込めば誰でも参加できる。二〇〇二年

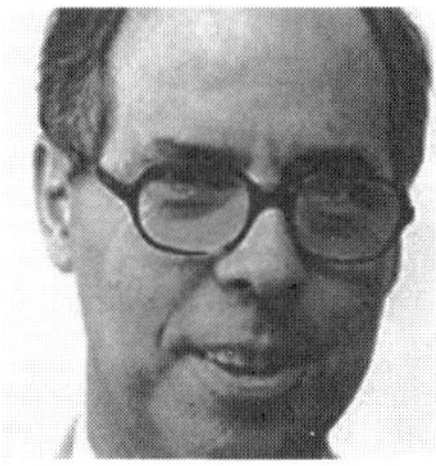
シュピロス・ジミティス会長

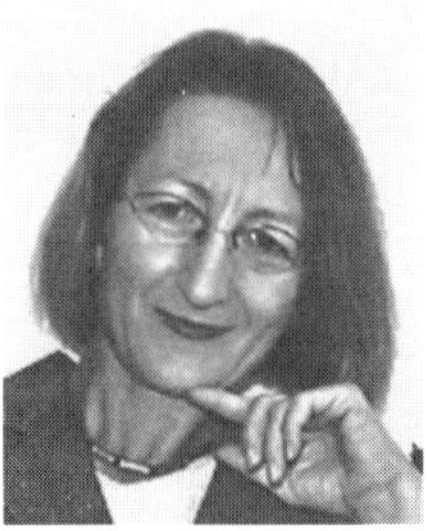
レギーナ・コレック副会長

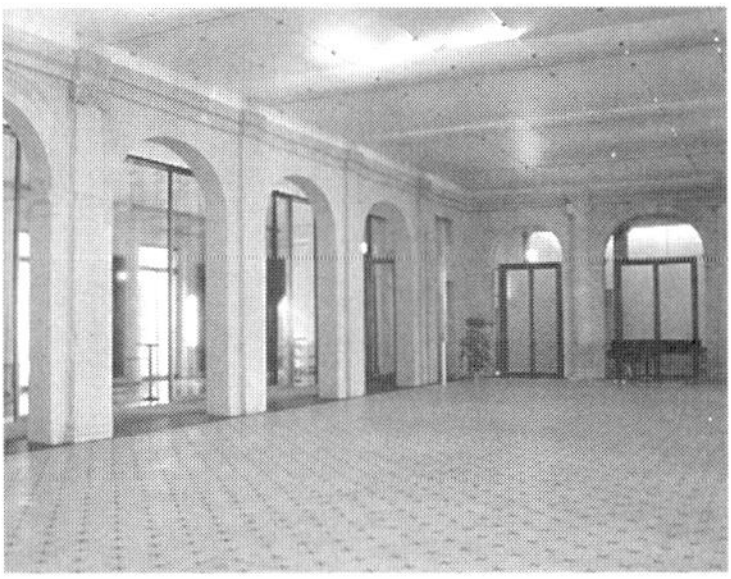
全体会議場

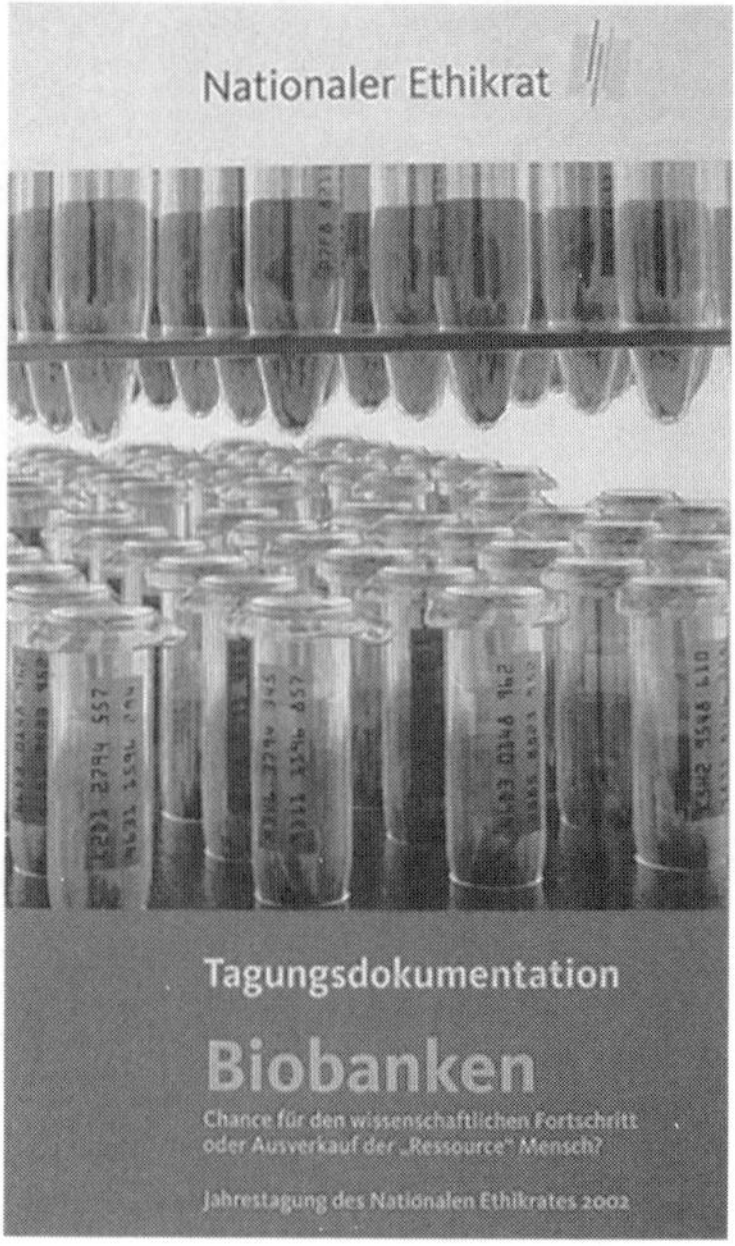

は「バイオ・バンク——科学の進歩のためのチャンスか、それとも人間〝資源〟の在庫一掃大売り出しか？（Biobanken. Chance für den wissenschaftlichen Fortschritt oder Ausverkauf der "Ressource" Mensch?)」というテーマで講演とシンポジウムが行われ、大会記録が書籍として刊行されている（写真）。

二〇〇三年には「他文化における出生前のいのちとの関わり方（Der Umgang mit vorgeburtlichem Leben in anderen Kulturen)」というテーマで、生命倫理の社会的背景を比較文化論的に検討した。

公開大会は一〇時から一八時まで丸一日。二五〇—三〇〇名程度が参加する。

これ以外にも、公開フォーラムが年三—四回開催される。二〇〇三年から次のようなテーマで七回のフォーラムが開催された。

出生前診断（「損害としての子」）
バイオ特許
終末期における患者の自己決定
臨床研究の倫理学とその国際的な規準
治療を越えるエンハンスメント
インフォームド・コンセント儀式の背後に——合意と告知と遺伝学
再生医療における組織移植——新しい移植医療の倫理をめぐって

事務局体制

事務局スタッフは六名。うちわけは事務局長一、専門調査官二（現在のスタッフの専攻はそれぞれ哲学と生化学）、ほかに広報担当官、秘書官、国際関係および作業部会担当官各一名。このほか適宜臨時職員を雇用している。「事務局体制は十分か」とのわたしの質問に、事務局長は「本当は専門調査官として、法律・社会科学分野であと二名ほどほしい」と答えた。

これまで発表した見解

二〇〇一年一二月　ヒト胚性幹細胞の輸入についての見解（第一章三七－三八頁参照）
二〇〇三年一月　妊娠前と妊娠中の遺伝子診断（着床前診断を含む。一四九頁参照）
二〇〇四年四月　研究のためのバイオ・バンク
二〇〇四年七月　極体診断（受精卵より排出される極体を用いて行う遺伝子診断。着床前診断の一つ）
二〇〇四年九月　生殖目的のためのクローニングと医学生物学研究目的のためのクローニング（第一章四二－四六頁参照）

これらはすべて英訳され、ドイツ版、英語版ともに書籍として刊行されている。またＨＰにも全文が掲載されている。

背景と評価

もともとこの評議会は二〇〇一年五月に、シュレイダー首相が反対を押し切って設置を決めた、いわくつきのものである。とくに連邦議会の審議会との関係がいつも問題視される（第一章五―八頁参照）。しかしその後、さまざまなテーマについて活発な活動を展開している。とくに公開フォーラムや年次大会などを開催し、生命科学の発展がもたらす問題点を一早く明らかにし、合意形成のための共通認識を作って行こうとする取り組みが注目される。

にもかかわらず、本評議会はその立ち上げの経緯からして、その正統性が疑問視され続けている。次にこの問題を考えてみる。

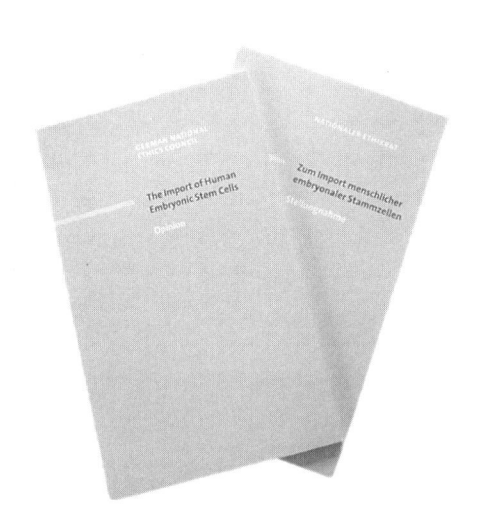

2001年12月20日に発表された「ヒト胚性幹細胞の輸入についての見解」ドイツ語版と英語版

二　連邦議会審議会と国家倫理評議会との二重構造について

「現代医療の法と倫理」審議会はもちろん一枚岩ではないが、連邦議会と連邦憲法裁判所の諸決定を尊重し、それとの連続性のなかに立とうとする。その結果、多数意見は、例えば遺伝子技術の独走に対して倫理的観点から規制をかけようとする傾向となって現れる。これに対して、シュレイダーが設置した国家倫理評議会は功利主義者、個人の自己決定権を重視するリベラル派が多数になるように人選されている。ES細胞輸入や着床前診断についての票決結果にそれが表れている。それゆえ、シュレイダー首相は国家倫理評議会を議会審議会に対するライバル（Kon-kurenz）として設置したとの見方が根強くある。このライバル関係について当事者の意見を聞いてみる。

（1）　二重の倫理委員会は倫理の多元性を保証する

二〇〇三年に国家倫理評議会委員であるタウピッツが二つの委員会の関係について論文(5)を発表

した。このなかで、法的に権威ある倫理委員会は連邦議会の審議会だけだという論を退けている。「倫理の一極化（Monopol）を誰も望んでいないのだから、一つの社会のなかに権威ある中央倫理委員会はだだ一つであるべきだという発想はばかげている」。互いに競合する倫理委員会は、むしろ倫理的議論のなかに多元性を持ち込み、「あい矛盾しあう議論のなかで鍛えられる分野として倫理が生きることになる。……倫理委員会の多重性を受け容れようとしない者は、政治における倫理を、一番大声で叫ぶ者に容易にゆだねてしまう。それは声の大きさ（デシベル強度）の権利を承認することにほかならない。それは倫理と道徳とはなんの関わりもないことだ」。どの倫理委員会も何かを規則化したり決定したりするわけではない。議会は倫理を規格化するのではなく、法的規則を制定する。もちろんその根底には倫理的考察がありうる。倫理委員会が複数多元的に構成されていることによって、社会的な多元性と科学的な多元性とが保証される。それらの委員会どうしが互いに対話を試みるべきだ。それぞれの委員会が互いに独立して、自分たちの領分だけで自己完結するならば、社会と現実生活のなかに認めうる或る潮流が生成してくるチャンス

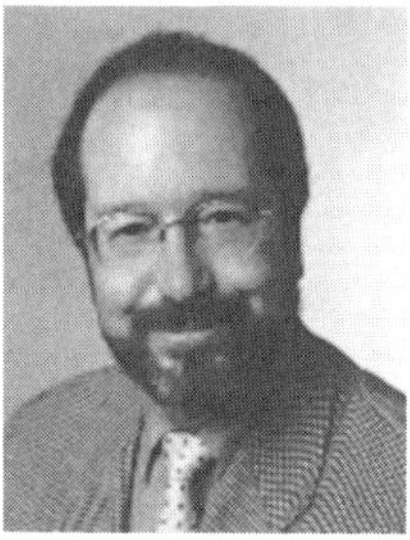

タウピッツ

を逃すことになろう。

こうタウピッツは述べている。聞くところによると、両会の会長どうしは連携・協働の意向をもっているようであるが、議会審議会のなかの緑の党やCDUの一部委員の強い反対にあって両者の協働は実現していない。このことをほのめかす言い方であろう。

(2) 正統な倫理委員会は議会の審議会のみ

タウピッツ論文を意識して、「現代医療の倫理と法」審議会員ウルリケ・リーデルが最近、二つの委員会の関係について論文(6)を発表した。

このなかで彼女は、「研究と医学の限界を決定する場はドイツ連邦議会だ」とした上で、「倫理的で基礎的な価値に関わる問題についての政治的決断は、政党政治の図式の外で下されなければならない。生命政策は選挙戦のテーマでもない。それの意思形成は、政府と野党、政党や派閥といった通常のしばりのなかでは遂行されない」と述べる。これは、反対を押しきってまで国家倫理評議会を立ち上げ、政治的力関係を背景に生命政策を決しようとしたシュレイダー首相への批判である。

次に、どの倫理委員会も何かを規則化したり決定したりするわけではないのだから、さまざまな倫理委員会が多元的に構成され競い合えばいいというタウピッツの論を意識して、こう述べている。

「現代医療の法と倫理審議会も国家倫理評議会も、ともに政策決定の権限をもたないけれども、きわめて重大な政治的意義をもち、他のもろもろの倫理委員会（大学や病院、医師会の倫理委員会など）に優先する公的権威をもっている。そこから、政治的正統性について特別な要求が生じる。両会の政治的正統性についての問いは避けて通れない。この点で、議会の現代医療の倫理と法審議会の正統性に問題はない。なぜならそれは、「あい対立する意見を議論した末に、圧倒的多数で、しかも連邦首相の明確な支持を得て、ドイツ連邦議会によって設置されたからだ」。しかも「審議会の権利（調査権）は議会の基礎的な諸権利のなかに含まれている」。「審議会の作業は連邦議会の要請と現在の政治的出来事に規定され、諸党派の力関係によって影響され

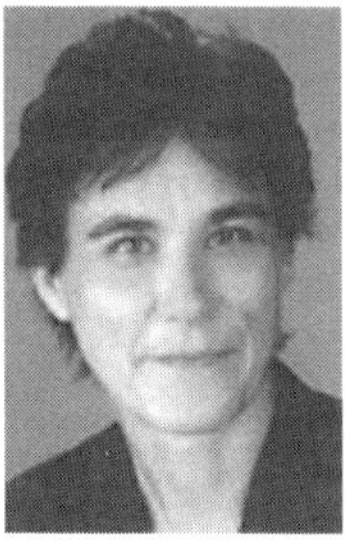
ウルリケ・リーデル

るけれども、審議会では、党派の強制に服さないテーマが審議され、それゆえさまざまな党派の色合いの彼方にきわめて異なる意見の分布が生じる」〔つまりタウピッツが強調する多元性は議会審議会のなかにすでに保証されている〕。これに対して、「国家倫理評議会には正統性について、あらゆるものが欠けている。……任務、枠組み、構成、委員の任命についても、national（国家）という誤解を与える名前についても、一つも政治的了解がない。すべての委員は首相によって任命され、……その基準は透明でない」。

「国家（national）倫理評議会」は間違った命名、偽名（falscher Name）だという批判は多い。むしろ「連邦首相の倫理諮問委員会」というのが正確であろう。ブッシュ大統領が設置した「大統領の生命倫理諮問委員会 The President's Council on Bioethics（PCBE）」の方が率直な名称と言えよう。

リーデルは議会と政府にそれぞれの生命倫理委員会が並び立つドイツの状況を「出来そこない（verkorkst）」と評し、国家倫理評議会は「誕生そのものが誤り（Geburtsfehler）」であると断じる。それゆえ、連邦議会が主権の正統な代表として設置した「現代医療の倫理と法」審議会は国家倫理評議会を政策提言委員会として用いることができないし、両者の分業もありえないと言う。これは、両委員会がいつまでも対立したままでいるのではなく同じようなテーマを扱うのだから協働していくべきだ、との意見を退ける理由である。

前述のように、国家倫理評議会は最近、公共の議論を活発化するための活動を強めている。非常に興味深いテーマで討論を呼びかけ、その成果を報告集やニュース・レターとして刊行し、ウェッブ上でも公表している。それ自体は貴重な仕事として注目に値する。しかしこれに対してもリーデルは、「こうした活動を政治的正統性と取り違えることは許されない」と言い切る。そもそも国家倫理評議会は議会審議会に比べて一〇倍以上の予算（約二億八千万円）を措置され研究費が優遇されていることを指摘し、華やかな活動ができて当然と言わんばかりである。

両会の間で正統性をめぐる論争は終わりそうにない。この先の見通しは、二〇〇六年秋に予定されている総選挙後の情勢によるであろう。新しい連邦議会ははたして三度《みたび》「現代医療の倫理と法」審議会を設置するであろうか？　審議会は常設委員会ではないので、三会期にわって設置されるのは考えにくいとも言われている。選挙によって政権や首相が交替した場合に、国家倫理評議会が継続されるのか。それも予断を許さない。

三　教訓と提言——わが国における常設の国家倫理委員会

議会と政府に類似の生命倫理委員会が同種のテーマを扱い、互いにその正統性を争うという関係は、特殊な政治情勢のなかで作り出されたドイツ固有の現象である。これは参照モデルにならない。しかしわれわれはそこから幾つかの教訓を導くことができる。議会側から提起される国家倫理評議会の正統性への疑問は、例えばわが国の各種審議会にも当てはまる。ドイツはなにごとも法律主義であり、立法府が中心である。これに対して日本はなるべく法律は作らず、行政の主導で事を処理し中央官庁の統制力を強めようとする。各省庁には数多くの審議会が設置されている。その審議委員はほとんど所轄大臣の指名による。かつては同一の生命倫理的テーマで、文部省、科学技術庁、通産省、厚生省、農水省などが互いに整合しない指針を出し、「ダブル・スタンダード」、つぎはぎ細工と批判される状況もあった。(7) 近年そうした点は改善されてきて、総合的戦略に関わるテーマは最終的には総合科学技術会議で決定される。この決定のための調査検討機関として総合科学技術会議のもとに生命倫理専門調査会(8)が二〇〇一年一月に設置された。調査会は人クローン胚を作成する研究の是非をめぐって対立し、最後に「強行採決」という異常事態が生じた（二〇〇四年六月二三日）。人クローン胚作成を容認する多数意見が調査会の「結論」とされ、これに基づいて総合科学技術会議は七月に人クローン胚作成の研究にゴーサインを出した。この事態は、わが国においても生命政策の決定システム、その前提としての合意形成のあり方と仕組みを問い直す必要があることを示している。これまでのような審議会の方式でいのちをめぐる政策の提言を行うことに、限界が見えてきた。

第一回総合科学技術会議（二〇〇一年一月一八日）において森総理大臣（当時）はこう挨拶した。

「総合科学技術会議は、私のリーダーシップの下、国家運営の基本としての科学技術に関する総合的な国家戦略をつくり、機動的な意思決定を行うことにより、科学技術政策推進の司令塔として、省庁間の縦割りを排し、科学技術の重点化や科学技術システムの改革を指揮していくことが重要です」。

総合科学技術会議は「科学技術政策推進の司令塔」である。しかも首相は圧倒的な権限をもっている。首相の「リーダーシップ」は総合科学技術会議運営規則のなかで保証されている。

第四条　全員の同意を得られない場合には、議長が会議の議論を踏まえた上で、議事を決する。

これでは、議長である総理大臣の意向に反することは決まりえない。さらに、「緊急時の特例」というものまである。

「第五条　議長は、会議を招集した場合において、議員の過半数が出席することが困難であり、かつ、緊急に会議の審議及び議決を経ることが、会議の目的達成のために必要と認めるときには、前条第1項の規定にかかわらず、会議を招集し、会議は審議及び議決を行うことができる。」

ほとんど議長ひとりで決定できることが保証されている。「科学技術の総合的かつ計画的な振興を図るための基本的な政策」（内閣府設置法平成十一年度法律第八十九号）を審議する機関としては違和感のある規定である。

そもそものような機関に生命倫理委員会が属していることが適当かという問題がある。議長である首相に圧倒的な権限を認められている反面、そのもとに設置されている生命倫理専門調査会には決定権限はなにもない。専門調査会での議論を総合科学技術会議に上げて決定する。著しく独立性を欠く存在である。井村・前生命倫理専門調査会長も、「本当は総合科学技術会議とは独立して、内閣府の中に生命倫理委員会が出来た方がいいのではないか」と言っている（第六回生命倫理調査会議事録）。

そう言う井村会長の人選自体についても国会で「異論」が出された。第一五一回国会内閣委員会で小宮山洋子議員（民主党）は笹川科学技術政策担当大臣（当時）にこう質問した（二〇〇一年三月二七日）。

「今回は京大医学部の井村さんが会長になられたわけですが、この井村さんは神戸市に誘致されていいます再生医学センターの誘致の責任者を務められて、再生研究に国としてゴーサインを出してほしいということを主張していらっしゃる方です。諸外国を見ましても、倫理委員会の委員長はやはり人文社会科学系の方がなさっていることが倫理上多いのですが、今回のこの人選について私は異論がございます」。

このような異論が出される人選では、大局的な見地に立った審議という点で、国民の信頼を得にくいのではないだろうか。基本的な価値観と深く関わる倫理問題をはらむテーマは、通常の政治的力学を越えたところで審議された方がいい。

生命倫理専門調査会は常設委員会ではない。総合科学技術「会議は、その議決により、専門調査会を置くことができる。2　専門調査会に属すべき者は、専門委員のうちから、議長〔総理大臣〕が指名する。……3　専門調査会は、その設置に係る調査が終了したときは、廃止されるものとする」（総合科学技術会議令第二条）となっている。専任スタッフもいない。年間の会議回数が不明確なため予算措置も十分でない（「生命倫理に関する取り組み」として一二〇〇万円が計上されている程度）(8)。調査会の基本性格は、問題が生じるたびに設置されるアドホックな委員会である。このような場当たり的な対応では立ち行かないところにまで、事態が来ていることを認識すべきであろう。生命科学・医学生物学研究の発達状況全般を見渡して諸問題を総合的に審議する常設倫理委員会が国レベルで必要である。ドイツでは不幸にして議会側と政府側の委員会がライバル関係にあるが、両者の利点を取り込んだ混合形態が望ましい。そのモデルをフランスの「生命および保健衛生の諸科学のための国家倫理諮問委員会」（Comité Consultatif National d'Ethique pour les sciences de la vie et de la santé 以下、ＣＣＮＥと略記）がすでに示している。この委員会は一九八二年にフランス初の体外受精児が生まれたことを受けて、当時のミッテラン大統領が国立衛生医学研究所内の医療倫理諮問委員会を改組独立させる形で、一九八三年二月大統領デクレ（政令）によって設置した。九四年には法律によって規定されるようになった。

所轄するのは研究担当大臣と保健担当大臣であるが、委員会の独立性を高めるため委員構成と人選・任命方法に工夫がなされている。

1　共和国大統領が委員長を任命し、さらに、重要な哲学的または宗教的潮流（カトリック、プロテスタント、ユダヤ教、イスラーム、マルクス主義）を代表する五名の委員を任命する。

2　能力と倫理問題への関心において優れた者一九名を、国民議会や元老院、コンセイユデタ（国務院）、首相など、さらに法務、研究、産業、社会問題、文部、労働、保健の各担当大臣等々が指名する。

3 学術研究分野から一五名を、科学アカデミー、国立医学アカデミー、コレージュ・ド・フランス、パスツール研究所、国立保健医学研究所、大学長会議等々が推薦指名する。

以上の計四〇名で構成される。大統領や首相が全委員を指名するのではなく、立法、司法、行政、学術団体等からそれぞれ指名・推薦され、多様な分野から多様な意見が反映されるよう工夫されている。委員長の任期は二年間、委員の任期は四年間で、二年ごとに半数の委員が再選または新任される（一九九七年以降、再選は一回限りとなった）。委員は無報酬のボランティアで、パリで開催される会議に出席するための交通費のみが支給される。[9] CCNEはみずからを立法府の助言委員会と了解し、現行の法実態についてはコメントするが、みずから法案を作成しないように控えてきた。それだけの専門的な能力を十分もっているにもかかわらず、助言機関に徹する。こうした自制には学ぶべきものがある。同委員会はこれまで精力的に活動を続け、すでにさまざまなテーマで八五（二〇〇四年一一月四日現在）にものぼる答申や見解を発表してきている。

一九八三年に設置されたCCNEが常設の国家生命倫理委員会の第一号であり、[10] その後この形態がスウェーデン、デンマーク、ルクセンブルク、イタリア、ノルウェー、ポルトガル、ベルギー、フィンランドなどヨーロッパ各国に広がった（次頁の表参照）。これらを参考にして、クリントンが一九九五年に国家生命倫理諮問委員会（National Bioethics Advisory Commission. NBAC）を設置した。国家レベルの生命倫理委員会としては、日本ではこれが最もよく知られているが、これのモデルはじつはフランスに始まりヨーロッパで先行したものであった[11]。

生命諸科学や医学生物学研究は日進月歩であり、次々と新たな倫理的・社会的問題を投げかけている。そのつど場当たり的に委員会を立ち上げ、慌てて対応するのには限界がある。わが国においても、政治力学から独立し、公共の多様な意見を掬い上げれるようなバランスのとれた構成の常設倫理委員会が必要である。委員は政治的圧力から心理的にも独立し、公共に対して問題点を整理し、しっかりした政策提言も行なえるようでなければならない。

成立史概観

制　度
大統領による発議．1994年以降は法律に明記．任命権はすべての重要な憲法機関にある．所轄は国立保健医学研究所（INSERM）
議会による発議．任命権の一部は議会にある
議会と政府による発議．任命権は議会と保健省にある．所轄は保健省
政府による発議
最初の発議は議会．任命権と所轄は首相にある
科学研究省が発議し所轄
法律によって設置．任命権は首相と二，三の大臣と諸法人，諸団体にある．所轄は首相
民間機関ナフィールド財団による発議
法律によって設置．任命権は国・各州と準州・特別地域の保健省および他の法人，アボリジニ委員会で分有
法律によって設置．任命権は王と各種政府で分有
医師会，保健省，各種研究審議会による共同発議
大統領による発議と任命
医学研究審議会による発議と任命
連邦政府によって設置．環境森林農業省が所轄
連邦政府による発議．連邦保健省が所轄

国家倫理評議会

成立年	国	倫理委員会名
1983	フランス	Comité Consultatif National d'Éthique pour les Sciences de la Vie et de la Santé
1985	スウェーデン	Statens Medicins-Etiska Råd (SMER)
1987	デンマーク	Etiske Råd
1988	ルクセンブルク	Commission Consultative Nationale d'Éthique pour les Sciences de la Vie et de la Santé
1990	イタリア	Comitato Nazionale per la Bioetica
1990	ノルウェー	Den nasjonale forskningsetiske komité for medisin
1990	ポルトガル	Conselho National de Ética para as Ciências da Vida
1991	イギリス	Nuffield Council on Bioethics
1992	オーストラリア	National Health and Medical Research Council
1995	ベルギー	Comité consultatif de Bioéthique
1995	カナダ	National Council on Ethics in Human Research
1995	アメリカ	National Bioethics Advisory Commission
1996	インド	Central Ethical Committee of the Indian Council of Medical Research
1998	スイス	Eidgenössische Ethikkommssion für die Gentechnik im ausserhumanen Bereich (EKAH)
2001	スイス	Nationale Ethikkommission im Bereich der Humanmedizin (NEK-CNE)

ミヒャエル・フックス　注10）S. 85

四　生命倫理情報センターの必要性

生命倫理に関する日本の各種審議会は、問題が生じてから設置され、初会合で課題が諮問されてから、新技術の基礎的理解の学習に始まり、そこに関わる倫理的・法的問題の性格、諸外国の対応などを慌てて調査しているのが現状である。総合科学技術会議生命倫理専門調査会にも専従スタッフはおらず、内閣府政策統括官（科学技術政策担当）ライフサイエンス推進グループに所属する七名（うち二名は非常勤）が兼任スタッフとして担当しているという。[12] 生命倫理的諸課題を検討する際に基礎となる情報を日常的に収集し、問題点を整理し、それらを広く国民に開放するとともに、審議会等での検討の用に供する任務をもった情報資料センターの設置が望まれる。

ドイツ政府は連邦文部科学省の管轄下に「生命諸科学における倫理のためのドイツ情報資料センター」（Deutsches Referenzzentrum für Ethik in den Biowissenschaften 以下ＤＲＺＥと略記）を一九九九年にボンに創設した。ホネフェルダー（ボン大学）名誉教授がセンター長を務め、一二名の専従スタッフ（研究担当、デジタル情報処理担当、司書、秘書等）と四名の学生アルバイトが勤

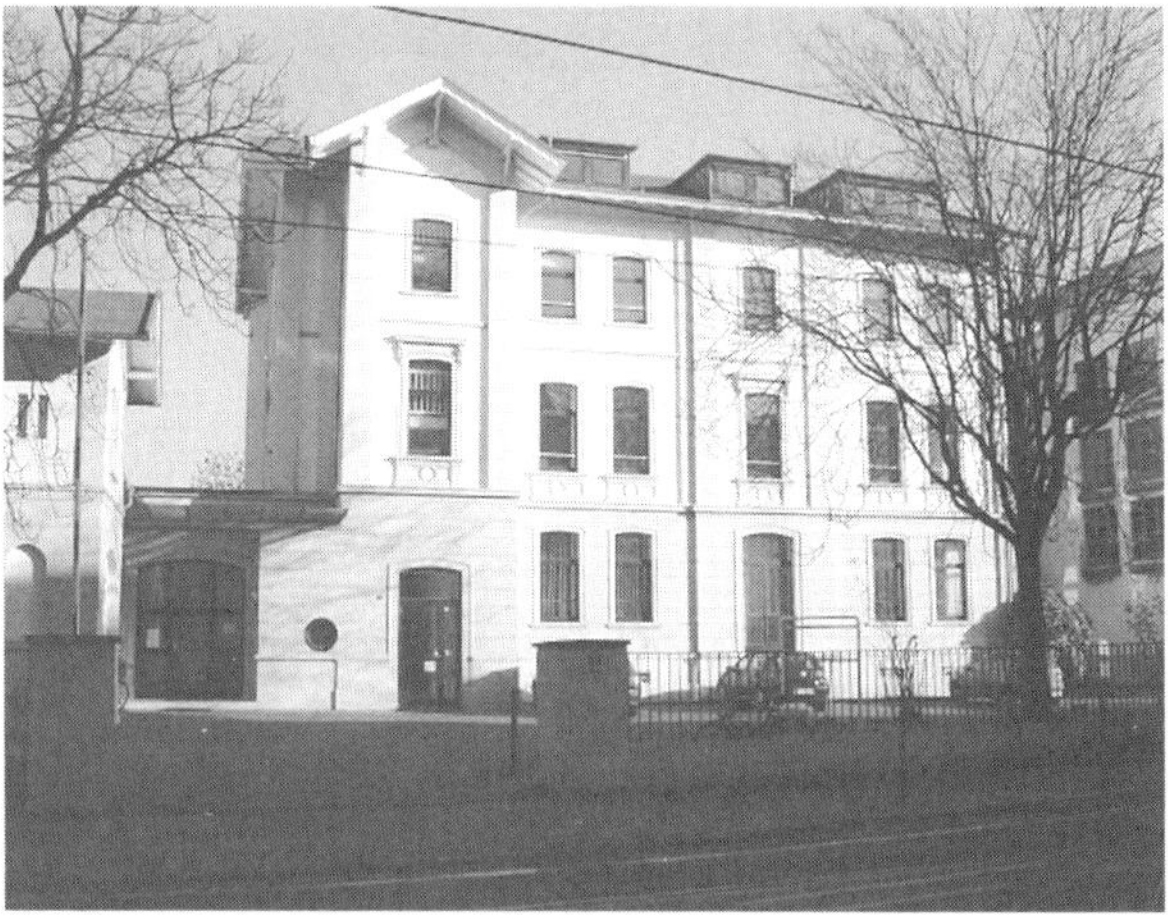

DRZE と IWE（ボン）　2004年11月よりこの建物へ移転

務している。

本センターに先立ち一九九三年にボン大学に「科学と倫理のための研究所」（Institut für Wissenschaft und Ethik 以下ＩＷＥと略記）がノルトライン＝ヴェストファーレン州によって設置された。ＤＲＺＥはＩＷＥの活動実績を基盤に、それに併設される形で設置された。ＩＷＥの所長もホネフェルダー教授が兼務し、ここにも一三名の優秀な若手研究スタッフと秘書一名、学生アルバイト三名が活動している。両施設は同一の建物のなかに併設されている。図書室を共有し、緊密な連携のもとに、ほとんど一体的に活動している。スタッフは自然科学、法学、哲学・倫理学、神学、社会科学の分野から学際的に構成されている。州や連邦、ＥＵからさまざまなテーマで研究を委託され、常時十数件のプロジェクトが走っている。両施設は先端生命科学がもたらす倫理的・法的問題を検討する際の基礎となる情報・資料を日常的に収集整理し、国民の啓発に供するとともに、連邦政府や州政府やヨーロッパ連合、それらの各種審議会、さらに政党などからの資料提供の要請に即応できる態勢をとっている。インターネットによる情報発信にも力を入れ、ＤＲＺＥのホームページの「視点Im Blickpunkt」欄(http://www.drze.de/themen/blickpunkt)では、治療用クローニング、ヒト胚性幹細胞研究、安楽死、着床前診断、遺伝子組換え食品などの特集が組まれている。ここを開くと各テーマに関する基本的な科学的知識から、倫理的・法的問題への視点、各国の対応や制度など、貴重な情報がほとんど世界中からオンラインで入手できる。ジョージタウン大学ケネディ倫理研究所を初め多くの類似センターとデータベースを共有し、国際的連携にも力を入れている。これらの情報収集および研究活動の成果をふまえ、国際シンポジウムを開催し、公共的議論と諸外国との交流を促進している。

生命諸科学や遺伝子技術の分野は次々と新しい発見・発明が生まれ、それらを理解するのに複雑な知識を要する。信頼できる確かな情報の上に倫理的議論が展開される必要があることは言うまでもない。わが国においても、優秀な専門スタッフを擁する情報センターが然るべきところに設置される必要があろう。クローン人間産生や遺伝子組換え作物、国境を越えた精子や卵子の売買など、バイオテクノロジーに関わる倫理問題では、今後ますます国際的な対応が求められていくものと思われる。日本の生命倫理を国際的水準に高め、日本からも情報発信し、国際的討論のなかで政策決定していくためにも、高度な情報収集力、論点整理力をもった情報センターが必要であろう。

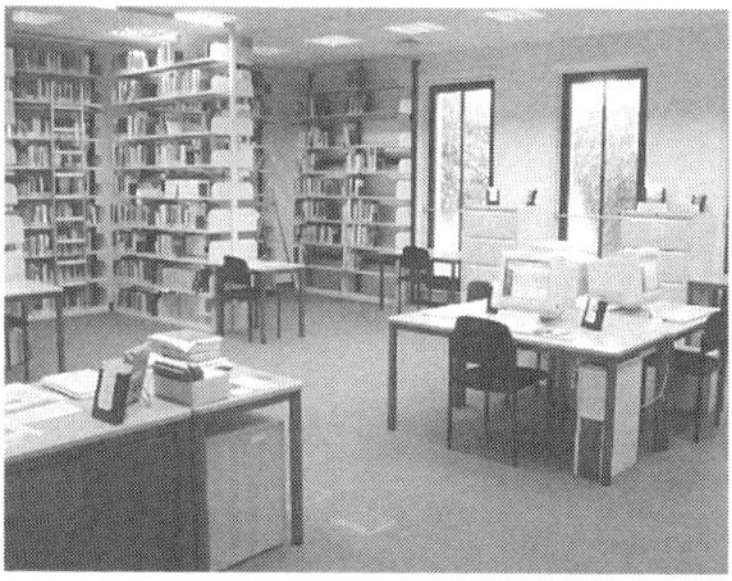

DRZE 閲覧室。90年代以降に刊行された新しい学際的著作等を中心に約6,000冊，11,500点の資料を閲覧できる。

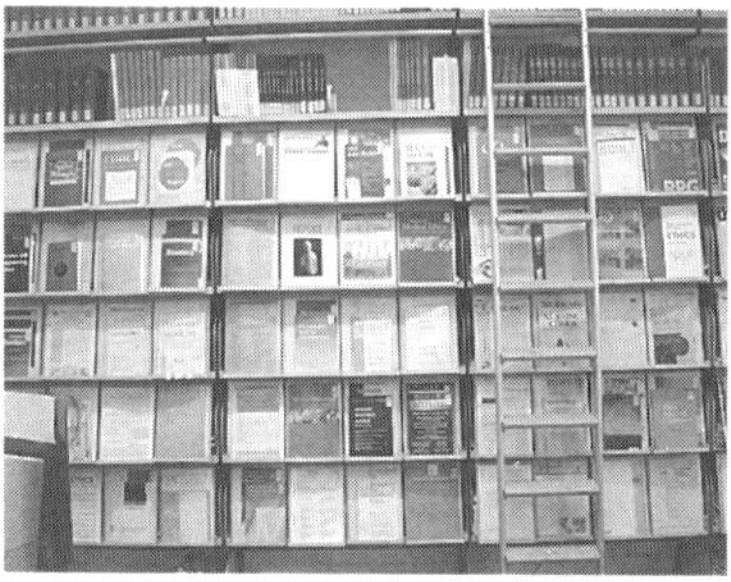

生命環境・応用倫理学に関する世界中の雑誌約100種

第七章　Bioethics《バイオエシックス》（生命倫理学）からBioethik《ビオエーティク》（生命環境倫理学）へ

ここまでは、遺伝子研究と遺伝子技術が人間と社会にどのような影響をもたらすかという点を中心に考察してきた。それは遺伝子技術が人間自身に向けられる分野であり、具体的には医療倫理学のテーマである。遺伝子技術の応用は実はこれに先立って、遺伝子組換え作物や家畜の育種などとして、人間以外の動植物に対してなされてきた。これらに関わる倫理問題は通常は環境倫理学や動物倫理学（animal ethics）の対象と考えられる。現在わが国では、生命倫理学（bioethics）を医療倫理学（medical ethics）とほぼ等値とし、環境倫理学（environmental ethics）はこれと一線を画すという理解が一般的である。とくにアメリカの学問状況をふまえると、生命倫理学は自己決定権を基本原理とする個人主義、環境倫理学は地球全体主義という、あい対立する原理によって規定されているとまとめられる。(1) しかし同じ遺伝子技術がもたらす倫理的・法的問題を扱うのに、あい対立する原理をもつ二分野として切り離しておけるだろうか？　近年こうした疑問が高まってきた。二〇〇四年一一月鳥取環境大学において開催された日本生命倫理学会年次大会（加藤尚武大会長）は、シンポジウム「環境問題と生命倫理」でこれをテーマとして取り上げた。生命倫理学と環境倫理学とを架橋する理論的作業がわが国においても本格的に始まったと言えよう。(2)本書の最後にこの問題を考察してみたい。

一　Bioethics（バイオエシックス）とBioethik（ビオエーティク）

もともとBioethicsは、V・R・ポッターが人類が生き残るための英知の学を生命科学の上に建設しようと提唱し、そのプログラムに「バイオエシックス」という名を冠したことに始まる（一九七一年）。それは「生存の科学」すなわち環境倫理学であって、医療倫理学ではなかった。(3)これに対して、同年ジョージタウン大学のヘレガースがケネディ倫理学研究所を創設し多額の研究資金を集めて展開してきたBioethicsは医療倫理学にあたるものであった。(4)

ドイツ語のBioethik《ビオエーティク》も初めはアメリカの医療倫理学としてのバイオエシックスに対応するド

イツ語であった。しかし近年は意識的に、生命倫理学と環境倫理学を包括した「生命《いのち》についての倫理学」という広い意味で用いられようになった。「生命環境倫理学」または「いのちの倫理学」という訳がふさわしい。一九九八年に刊行された *Lexikon der Bioethik*（生命環境倫理学事典）はBioethikという概念を環境倫理をも含む広い意味で用いる戦略を、すでに刊行企画の時点（一九九二年）ではっきりと打ち出していた。

「Bioethikという概念は新しい倫理的な問題連関を示している。それは、〈人間の生存の確保と発展に関して、Leben（いのち）という概念に含意されている諸前提と諸条件〉を、規範に関する考察の出発点におく。Bioethikについてのこうした理解は、bioethicsという概念についてのアングロアメリカ系の用法をいくつかの決定的な点で踏み越えている。アングロアメリカ系のbioethicsはドイツ語で言う「医療倫理学（Medizinische Ethik）」という伝統的概念とほぼ同義であるが、Bioethikの対象領域は基本的にもっと広くとられている。それは医療倫理学、ヒューマン・エコロジー倫理学、環境倫理学といった部分領域を包摂している。それによってBioethikはそれぞれの重点に応じて、人間の個人的な生世界

(Lebenswelt)、社会的な生世界、および自然的な生世界を見据えている。これらは互いにからみあった一つのシステム全体の三つの次元であり、一つの包括的な倫理的な行動領域における三つの係数であるとBioethikはとらえる。……このような包括的な視点が『生命環境倫理学事典』の根底に置かれなければならず、本事典はここから方向づけと内容的な構造を受け取る」(ゲレス協会長パウル・ミカート)(5)。

環境意識《エコロジー》の先進国ドイツの生命環境倫理学はアメリカ流の生命倫理学とは異なる道を進むという明確な自覚が読み取れる。このような「まったく新しい路線(völlig neue Weichen)」を採る理由を、コルフが「Bioethik《ビオエーティク》というプロジェクトへの導入」のなかで説明している。Bioethikは単に人間あるいは個人の生命に関わる倫理問題(医療倫理)だけを扱うのではなく、人間の社会的精神的環境のありよう(ヒューマン・エコロジー)、さらには人間以外の生命(動植物、自然環境全体)に関わる倫理(環境倫理)をも扱う。医療倫理学に近い狭い概念では、生命圏に対する人間の技術力の増大によって生じるさまざまな倫理問題や、人間以外の生命現象への関わり、生命を担っている自然のネットワークへの技術的介入から生じる多様な倫理問題が抜け落ちてしまう。

そこでBioethikを「人間が生命に対して責任をもって関わる際の倫理学的反省」として包括的に理解し、これを多様化の鍵として本事典のために選んだ。(6)

たしかに医学生物学が種の壁を超えるＤＮＡレベルの研究に達したいま、個人の生死を扱う生命倫理学と、地球環境という大文字の生命《いのち》を扱う環境倫理学とを対立させておくことは賢明ではない。生命《いのち》に対する人間の責任を多様な側面から体系的に解明し包括的な連関にもたらそうとするドイツの戦略の方が理論的に有効であろう。

人間が個人として自然に対峙するというのではなく人間の生死も自然という大いなる生命《いのち》の懐に抱かれているという感覚をもつ日本人には、この構想のほうが馴染みやすいのではないだろうか。このようなドイツ生命環境倫理学の視点に学びながら、われわれも生命《いのち》について包括的な倫理学をめざすべきであろう。

二　コスモス倫理学という構想

しかしながら、いわゆる医療倫理学と環境倫理学とを統一的に展開することはそう簡単ではない。管見する限り、生命環境倫理学の統一的展開はまだ試作段階といえよう。これに取り組んでいるのはジープである。ジープはコスモス倫理学 kosmische Ethik という構想を提唱している。[7] 人間は人間に対してのみ義務を負うにとどまらず、人間以外のもの（動物、植物、生態系等々）に対しても、それぞれの対象に応じた適切な配慮と公正な扱いをしなければならない。その扱いとは、コスモスにおけるそれぞれの位置に応じた扱いとなる。それは古代ギリシャのコスモロジーやキリスト教的な「自然の階梯（scala naturae）」（神を頂点とした宇宙のヒエラルヒー）に似てはいるが、ジープはそれらに単純に立ち帰るのではなく、「近現代の世界理解や自己理解と矛盾しないような倫理学の包括的な枠組みを意識的にアクチュアルなものとして新たに解釈すること」をめざす。[8] この包括的な構想においては、医療倫理学、動物倫理学、環境倫理学は Bioethik（生命環境倫理学）の下部領域ということになる[9]（ジープの論文を収めた『応用倫理学』の編者ピーパーとトゥルンヘアによる倫理学鳥瞰図参照）。[10]

倫理学鳥瞰図

（A. ピーパー，U. トゥルンヘアによる）

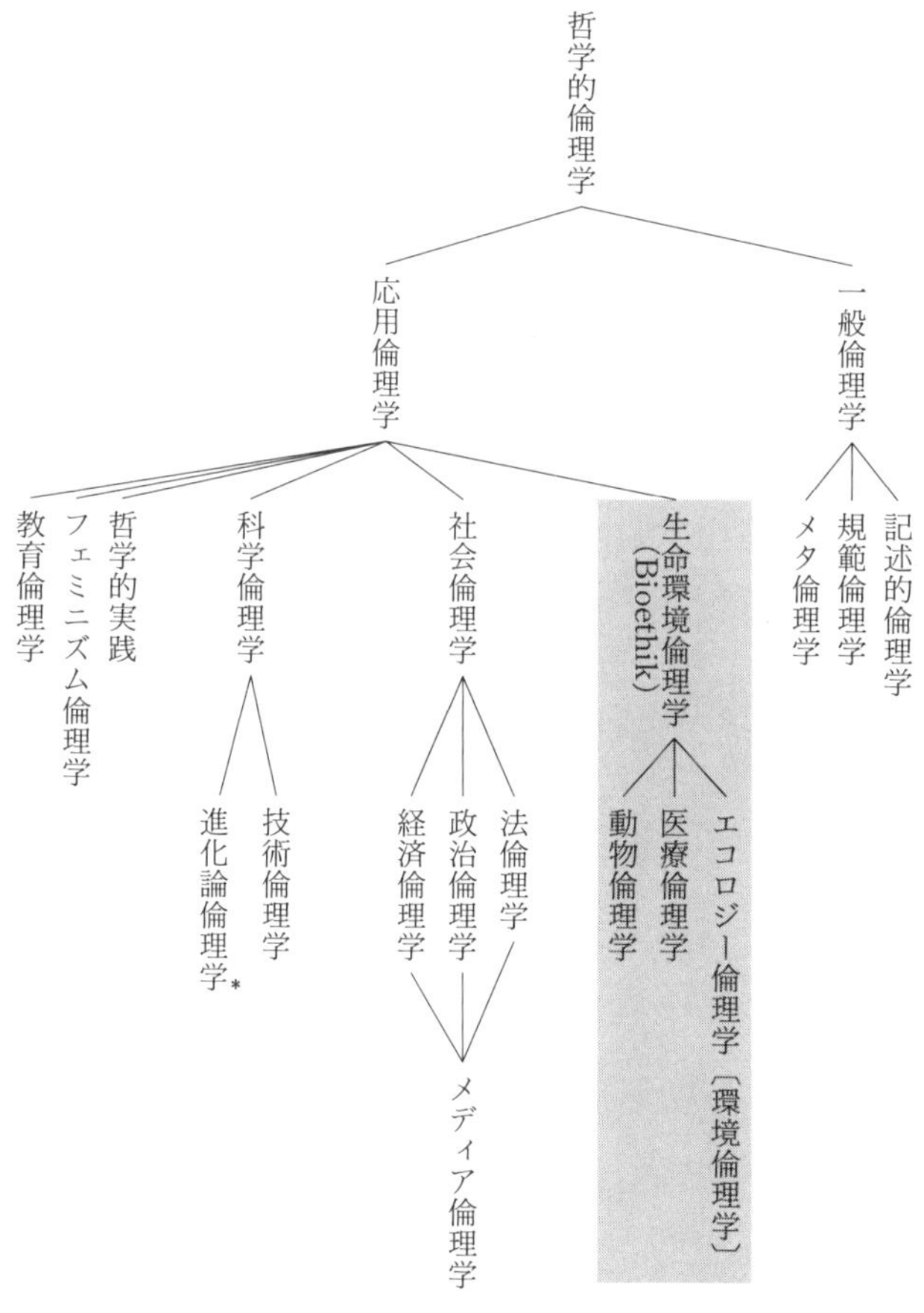

*）　社会生物学と倫理学との議論の産物。人間の行動様式の生物学的根を暴き，当為についての問いをめぐる議論のなかに進化論的なパラダイムを導入する倫理学。

三　義務という原理

医療倫理学のなかで重きが置かれてきた人権や自己決定（自律）の原理を手放すことはできないが、この包括的な構想のなかでは、別の原理が必要となる。それは「義務」という原理であろう。そもそも権利を第一原理とする倫理学や社会哲学が展開されるようになったのは、近代になってからである。それまでは義務が人間の社会関係を律する第一原理であった。キケロー（Marcus Tullius Cicero, 106-43 B. C.）は『義務について』（前四四年執筆）のなかで、「義務を大切にすれば人生のすべてが立派なものになり、なおざりにすれば恥ずべきものとなる」[11]と述べ、義務を第一原理に据えて徳論を展開した。彼が重視するのは「人間社会相互の連帯、つまり人生の共同体とも言うべきものを維持する理念」である。その一つは正義である。正義の根本理念には「誰をも害なさない」、「公共の利便を守る」という二つが含まれる。第一の「不正による加害者とならないという正義を達成していて」も、同胞への配慮を欠き「見守らねばならない人々を見捨てている」とすれば不正に陥っているとキケローは言う。[12]つまり、「他者危害〔を避ける〕原則」

だけでは十分ではなく、他者への配慮《ケア》をもって初めて義務を果たしたと言える。そのようにして「善意が相互に交わされ感謝されている限り、善意を交換する人々の間に堅固な社会的な連帯が保たれる[13]」。

この著作はその後の思想家に大きな影響を与え続けたが、個の権利から出発する近代自然法思想によって、このような義務論はいったん否定される。その後カントが再び義務を第一原理とした自律的な倫理学を構築する。カントの次の言葉からは、キケローに還るという自覚が窺われる。

「なぜ道徳論は通常（とくにキケローにおいて）義務論と名づけられ、権利論とは名づけられないのであろうか？……その理由はこうだ。一切の道徳的な諸法則も、一切の権利および義務も自分自身の自由から生じてくるが、この自由をわれわれが知るのは、ただ道徳的命法によってである。この命法は義務を命じる命題であり、この命題を基礎にして、他人を義務づける能力すなわち権利の概念が後から展開されるからだ[14]」。

まず初めに自分自身を義務づける道徳的命法があり、そこから、「他人を義務づける能力すなわち権利の概念」が導かれる。カントは近代的な権利概念を伝統的な義務論の文脈のなかに埋め込もうとした。

新カント派の流れに立つラートブルフ（Gustav Radbruch, 1878-1949）の法哲学も権利よりも義務を優先している。

「個々人が道徳的な義務をより善く果たすことができるために、法は個々人にもろもろの権利を与える。……私の権利は根本において、私の道徳的な義務を果たす権利である。……人はみずからの権利において、みずからの義務〔を果たす〕ために闘い、みずからの道徳的な人格性〔を高める〕ために闘う」[15]。

まず権利がアプリオリにあり、その権利を行使することで諸々の義務が生じてくるのではない。義務を促進するためにこそ権利が与えられている。権利と義務との逆転がまず第一のポイントである。次に、義務の履行は本来自発的なものであるから、法によって義務を定めることで道徳を強制するのではなく、権利を保障することによって道徳に奉仕すべきだ、とラートブルフは考える。権利はたんに個人の幸福追求のためにだけ行使されるのではなく、「公益への奉仕」のために行使される。義務を果たすために権利がある。これは今日ほとんど忘れかけられている視点であり、個人の幸福追求のためにこそ権利があると考えられている。

シモンヌ・ヴェーユも権利の根を義務のなかに求めようとする。ヴェーユは「義務の観念が権利の観念に優先する」と言う(16)。権利はいくらその人が主張しても、他人が認めなければ、成り立たない。権利は、その人をひとりの人間として遇する義務があると他の人々が認めることに支えられて、初めて成立する。その意味で権利はこの条件に依存するが、それを支える義務は無条件に成り立つものでなければならない。このような「義務はいっさいの条件を越えた領域、この世を越えたところに位置している(17)」。この表現はヴェーユ自身の宗教的背景を示唆している。ヴェーユはこれを具体的にイメージさせるものとして、「マタイ伝」の一節を引く。

「キリスト教徒はいつの日かキリスト自身によって〝お前たちは私が飢えているときに食べさせず、喉が渇いたときに飲ませなかった〟（マタイ二五・四二―四六）と問われる危険にさらされていることを知っている。……誰ひとりとして、ある人間があり余る食糧を所有しながら、いままさに飢えて死にかけている者が戸口に現れたとき、何も与えずにやりすごしてしまったとしたら、その人間を無実だとは考えないはずだ。したがって、相手を救ってやる機会が自分にある場合、その人間の飢えの苦しみを放置しないことは、人間に対する永遠の義務の一つである(18)」。

この「人間に対する永遠の義務」はgive-and-takeの権利−義務関係によって生じるものではない。むしろ権利−義務関係そのものを成り立たせる根拠であるから、わたしはこれを〈超越論的な義務〉と呼びたい。

ヴェーユは、このような義務こそが無条件的であり、これに対して権利はこの条件が存在するときにのみ成り立つから条件的だと言う。これは権利・義務についての近代的な考え方を逆転させる発想である。権利をいくら主張しても権利は保証されない。他者が権利を認めてくれることによって権利が成り立つ。権利を認め合えるような関係を保つ社会、ひとりひとりの人間が人間として他の者から敬意を受けることのできる社会（人間の尊厳が尊重される社会）を保持することにこそ心を砕くべきなのだ。権利が絶対的なのではなく、かかる義務こそが絶対的なのである。

ところがフランス革命は逆に絶対的な権利を掲げた。そこに今日まで続く混乱の源があるとヴェーユは言う。これは「人間の尊厳」を初めて実定法の世界に導入したジャック・マリタンの発想と通底するものと言えよう（第二章、五〇－五二頁）。

キケロー以来義務を第一原理とする倫理学・社会哲学の伝統は近代自然法思想によってくつがえされた。ロックは封建的な義務観念からの解放を基礎づけるために、義務の先天的な原理を否定した。リベラリズムのなかで、「他者への配慮」はパターナリズムとして退けられ、「公益への貢献」という視点は後退した。カントの義務倫理学、ラートブルフの「義務を果たすための権利」、ヴェーユの「権利の根としての永遠の義務」という発想は、キケロー的な伝統への復帰と見ることができる。

四　「自然の権利」ではなく、自然に対する人間の義務

義務を第一原理とした倫理学の再構築を図ったカントは、人間は人間に対してのみ義務を負うとし、動物に対しては間接的な義務しか認めなかった(19)（付論二〇六－二〇八頁）。しかし包括的な

倫理学では、人間以外の生物や生態系全体に対しても人間は直接的な義務を負う。ヨーナスは「責任」の範囲を、行為する者の直接的な意識をはるかに越える未来世代や地球生態系にまで一気に拡大した。『責任という原理』[20]の形而上学的基礎づけには多くの異議が出されているが、この意味での責任を人間は引き受けなければならないということは、ほぼ共通認識になりつつある。ジェフリー・ハント（サリー大学）はこれを「人類の未来に対する配慮《ケア》」future-care ethics（FCE未来ケア倫理）と呼び、最大級のケア概念を提起している。[21]高橋隆雄は生命倫理学と環境倫理学を「権利」概念で統合することは無理とし、「ケア」概念を中心に統合を構想している。[22]ドイツ語のPflicht（義務）はpflegen（世話する、ケアする、手入れする、心を配る、交際を絶やさない）という動詞に由来する。pflegen＋zu不定詞で、「……するのを常とする、……する習慣である」という意味にもなる。ドイツで介護保険のことをPflegeversicherungという。「結局、Pflichtは、何かを世話したり看護したりする『習俗』や『習慣』を意味するところから、その故に『……しなければならない』という拘束を暗示するに至った」と思われる。[23]それゆえ生命倫理学と環境倫理学とを統合する原理を義務またはケアに求める発想は、語源的に見ても通底している。

「権利」概念を第一原理に据えると、「動物の権利」や「自然の権利」を立てないと自然環境保護の論理を見出せなくなる。しかし「権利」という言葉は人間世界の約束事を表現するものであるから、これをそのまま自然界に当てはめるのは無理であろう。「自然の権利」論者が訴えたいことは理解できるが、それを「自然の権利」としか表現できないところに、ヨーロッパ・モダンの狭さを感じる。「権利」という概念に先立って「義務」という観念があったというヨーロッパ社会哲学の伝統を想起すべきであろう。環境を破壊する工事の差し止めを求める「自然の権利訴訟」の戦術的意義は理解できるが、「自然の権利」論は理論的には歪みをもたらすものと思う。権利の範囲を人間以外へと拡大するというのではなく、人間の義務と配慮《ケア》の対象範囲を人間以外へと拡大するというのが正しい方向であろう。そうした視点から、原告適格性を含む法的枠組みをも変えることで、アマミノクロウサギや樹木が法廷に立たなくても環境問題に対応できるようにする必要があろう。

「人間の尊厳」という原理が包括的な生命環境倫理学のなかでどう位置づけられるかも大きな問題である。「生物と無生物を含む全自然における人間の無条件で変更不可能な特別の地位(24)」を、他の存在者に対する絶対的な優位としてとらえてしまえば、道は閉ざされる。「人間の特別な地位」とは道徳的なあり方をする唯一の存在であることを意味する。道徳的主体は人間のみである。しかし道徳的配慮の対象は人間（未来世代をも含む）だけではない。動物や植物、地球生態系も道徳的な義務と配慮の対象のなかに含まれる。

こうした議論は人間中心主義 vs 生命中心主義という環境倫理学の中心的論争と深く関わっている。そこで末尾にフリエド・リケンの「人間中心主義、それとも生命中心主義？——エコロジカルな倫理学の基礎づけ問題」という論文を紹介する。リケンの論文は一九八七年のものではあるが、環境倫理学の基礎づけに関わる論点を明快に整理したものとしてドイツではいまでも定評があり、今日のわが国における議論を見るにつけ、なお紹介に値すると思うからである。

おわりに——二方向からの挑発

21世紀、医学はついに分子レベルの治療に到達した。ガン細胞だけを狙い撃ちにする分子標的薬、分子生物学を応用した遺伝子治療や再生医工学、ナノバイオテクノロジー（Nanobiotechnology）など、現代医療は細胞工学化の道を進んでいる。生物医学が生命現象をその究極の単位から解明するに至ったことで、二つの道が見えてくる。

（1）「人間を見ずに臓器のみを見る患部中心の医療」が、「細胞さらには分子中心の医療」という究極のアトミズムに行きつく。

（2）生命現象の究極的単位の解明によって、逆に生命《いのち》の大いなる連関が認識される。一個の細胞、そのミクロの構造のなかに地球生命誌の全歴史が凝集しているという世界観。ミクロコスモス（小宇宙）とマクロコスモス（大宇宙）との一体性を見据えたエコロジカルなヒューマン・ケア学への道。

人類はかつて自然を「生けるもの」として、神々や神として崇め恐れてきた。近代以降これを単なるモノとして、場合によっては機械のようなものとしてとらえるようになった。科学はアトミズム（要素主義）の立場に立って、それぞれの研究対象《テーマ》に即して切り取られた自然の断片をいわば標本化する形で研究してきた。そこで得られた発見を技術的に応用することで、それぞれの限定された範囲内において確かに目を見張る成果を着々とあげてきた。

けれども自然はもっと奥深いところですべてが連関し合っている。例えばムラサキツユクサの葉の上で朝日に光輝く一滴の朝露は独立してそこにあるわけではない。地球全体の壮大な水の循環のプロセスの一コマとして、いま目の前の朝露として存在している。その水の源をたどれば、生まれたばかりの原始地球にいまから四五億年前に太陽系のはしから飛んできたおびただしい彗星（コメットシャワー）のなかに含まれていた水だという。一滴の朝露のなかにも地球のドラマが、さらには宇宙の歴史が凝集している。この一滴一滴が地球に海をつくった。その海のなかで生命《いのち》が誕生した。胎児を包んでいる羊水は太古の海の成分によく似ているという。この子宮の海のなかで胎児は三八週を過ごすが、生命三六億年の歴史をちょうどビデオの早送りのように通過して、この世に生まれ出る。われわれの体をつくっている細胞も、太古の海水によく似た成分の水で満たされている。細胞が最初にできたときに取り込んだ海水と同じ成分を遺伝子が記憶し、三六億年間つくり続けてきたからだ。遺伝子情報は変化しながらも三六億年間連綿として受け継がれ、われわれのからだの基本を作っている。(1) 私たちがいまここに生きているという現実は三六億年の生命誌、四六億年の地球史、さらには宇宙の歴史全体に支えられている。

小さな「生きとし生けるもの」のなかに大いなる生命《いのち》が宿る。これは古今東西の宗教の直観であり、原始のアトミズムに通じるものでもある。ヒポクラテスやパラケルスス、安藤昌益などの人間―宇宙観のなかにもイメージされている。ヒトゲノム解読以後のゲノム科学はこの壮大な地球生命誌のドラマを、〈全生命の共通祖先〉とその後の進化として詳細に解き明かしつつある。(2) その意味で科学と宗教が対立する時代は終わった。

アトミズムをきわめ、生命を部品の集合と見るのか、それとも生命《いのち》のエコロジカルなつながりを見据えるのか。遺伝子技術の進展は世界観の上でも、わたしたちを二つの方向から挑発している。

（付論）　稳健な生命中心主義

——フリエド・リケンによるエコロジカルな倫理学の基礎づけ(1)——

一　ラジカルな生命中心主義と稳健な生命中心主義

リケンはまず生命中心主義をラジカルな生命中心主義と稳健なそれとに区別する。

（1）　ラジカルな生命中心主義

これを代表するのはポール・テーラーである。彼の「自然尊重の倫理」（Tayler, P. W., The Ethics of Respect for Nature. 1981）によれば、生命中心主義は次の四テーゼに集約することができる。

① 人間はこの地球に存立する生命共同体のメンバーである。人間がこのメンバーであるための諸条件は、人間以外のあらゆるメンバーの諸条件と同一である。

② 地球の自然的エコシステムは、諸々の要素が互いにからみあった一つの全体とみることができる。この全体のなかで各々の存在の生物学的な健康（健全な働き）は他の存在の健康（健全な働き）に依存している。

③ 個々の有機体（生きもの）は一個の生きた目的論的な中心であり、自分自身にとっての善いことをそれ独自の仕方で追求している。

④ 人間はその本性にもとづき他の種よりもまさるという要求は、根拠のない非合理的な偏見である。(2)

このうち①②は経験的な言明であり、人間中心主義的なエコロジーもこの前提から出発しなければならない。③は三3で述べる。ラジカルな生命中心主義の特徴は④にこそある。そしてここからラジカルな生命中心主義の矛盾も生じてくる。ラジカルな生命中心主義は道徳ないしは道徳哲学として、「あらゆる種を公平に扱え」という規範的な要請をしながら、テーゼ④によってそれへの可能性を否認するからだ。なぜなら、人間以外の生きものもエコシステムの自然法則に適合したりしなかったりするが、彼らが人間と違う点は、適合、不適合という二つの可能性の間で選択することが出来ないということにあるからだ。つまり自然法則にかなうという規範の受取人でありえない。人間のみが道徳的主体として規範の受取人でありうることを否認すれば、テーラーが掲げる道徳的規範も宛先を見失う。それゆえラジカルな生命中心主義は、人間の諸々の利害関心と人間以外の種の利害関心とのあいだの葛藤をどう解決すべきかという問題の前に再び立たされる。テーラーはこの問いに十分答えられないことを告白している(3)。

（2） 穏健な生命中心主義（または穏健な人間中心主義）

ワーノックは道徳の行為者（moral agent）と道徳的行為の受け手（moral patient）を区別する（Warnock, G. J., The Object of Morality. 1971）。人間だけではなく人間以外の生きものも moral patient（道徳の対象 Objekt der Sittlichkeit）の概念に入る。つまり人間以外の生きものも、人間のためだけではなく、それ自身のために道徳的熟慮のなかで配慮される。人間だけが道徳的要請の主体であるという点で、この立場は人間の特別な地位に固執する。ラジカルな人間中心主義（例えばカント）が人間は道徳の唯一の主体であるだけではなく道徳の唯一の対象でもあるという立場に立つのと区別して、これを「穏健な人間中心主義（gemäßigter Anthropozentrismus）」と呼ぶこともできる。しかし生命中心主義の方が整合性において理論的にまさるという判断から、これを「穏健な生命中心主義（gemäßigter Biozentrismus）」と特徴づけたい。この立場から次に動物と植物に対する扱いを考察する。

二　動物に関する規範

（1）動物虐待禁止についての生命中心主義的な基礎づけ

人間中心主義的なタイプの議論にとって基本となる区別がカントに見られる。カントによれば、「動物に対する義務（Pflichten gegenüber Tieren）」はなく「動物に関する義務だけ（nur in Ansehung von Tieren）」がある。

「人間は人間に対する義務以外にいかなる義務も持っていない。……われわれは人間以外に、義務を負わせる能力のある存在者を知らない。したがって人間はただ人間に対する義務よりほかには、どのような存在者に対しても、どのような義務をも持つことはできない」（『道徳の形而上学』徳論第一六節）。

「動物を虐待することは自分自身に対する人間の義務に著しく反している。なぜなら、そういう扱いをすることによって、動物の苦痛に対する人間の同情が鈍らされ、そのために他人間との関係における道徳心にきわめて役に立つ自然的素質が弱められ、次第に根絶やしにされるからだ」（同第一七節）。

動物虐待は動物のために善くないからではなく、人間関係に好ましくない影響を招くから善くない。同様の議論はトマス・アクィナスにも見られる（『神学大全』I-II q102 a6 ad8）[4]。

これに対しては、次のような異議が唱えられる。「人間は目的で動物は手段」というはっきりした区別があるなら、動物に対する特定の行為がどうして人間に対する反道徳的な行為のきっかけになるのかが分からなくなる。これにカントはすでに答えている。「動物は人間の類似物であるから、われわれは、動物を人間に類似的なものと見なす場合に、人間に対する義務を守る。そうすることで、われわれは人間に対するわれわれの義務を促進する」[5]。こう答えることでカントは新たな苦境に陥る。もしも動物が人間の類似物だとすれば、人格／物件、目的自体／単なる手段という峻別がほとんど維持できなくなるからだ。

カントのような純粋な人間中心主義的立場は今日ではほとんど主張されない。人間は動物に対して不必要な苦痛を与えてはならないということは、動物に対する直接的な義務と見られている。しかし、このような生命中心主義的見解は必ずしも堅持されているわけではなく、例えば樹木といった個々の植物の保存や、動植物のあらゆる種の保存は人間中心主義的にしか根拠づけることができないと言われる。[6] その論拠として、とくに二点が挙げられる。

① 資源論　種の多様性の保持は、例えば将来新しい薬の開発などに役立つ。

② 審美論（Das ästhetische Agument）　種が豊富な自然環境の方が、それが乏しい状態よりも、われわれにとって審美的に喜ばしい。したがって、われわれは将来世代に対して、彼らがこのような自然環境を体験できるように保つ義務がある。絶滅に瀕した動植物の種を、それら自身のために保護するという道徳的義務は成り立たない。[7]「地球という惑星が二〇〇〇年以降未来永劫にわたって人間が住めない星になってしまうことが確実に分かったとしたら、われわれはこの世界をゴミの山として後に残してどうして悪いのかということについて、

倫理的あるいは審美的根拠はなにもなくなる」（ビルンバッハー）。

生命中心主義は主張する。「人間は動物に対して不必要な苦痛を与えてはならない。それは動物に対する直接的な義務だ」。他方、人間中心主義は主張する。「動植物の種の保存は人間（とくに将来世代）のためである」と。こうした理論的断絶はどのような前提の上に成り立つのか？　こうした理論的断絶は正当化できるのか？　この問いに答えるために、「人間は動物に対して不必要な苦痛を与えてはならない」という今日広範に見られる合意が成立する際の規範から出発し、ここから「生きものの全領域に対する直接的な義務」を基礎づけうるような首尾一貫した生命中心主義的な論へと拡張できるかを吟味する。

近代の人間中心主義的見方を打破したのは功利主義の功績であった。ベンサムは、「馬や犬が理性的に考えたり、話したりできるかではなく、彼らが苦痛を感じることができるか」を問うた（『道徳および立法の諸原理序説』）。この命題を次の三つの方向で解釈することができる。ただし、三者が互いに交差している可能性を含む。ここではメタ倫理学的に吟味するのではなく、ここで前提されていることを人間に当てはめるならば、それらの前提を人間だけに限定することはできないということを示したい。

① 直覚論 (Das intuitionistische Argument)

「苦痛そのものは害悪であり、苦痛を免れていることは善いことである」という命題は、もはやその背後を問えない直接的な洞察を表現している。害悪そのものを阻止し取り除き、善いことを守り実現しうるとき、それが誰の害悪であり善であるかということは意味がない。実現されるべきは、苦痛を感じることのできるものがどれも苦痛から解放されているということである。

② 平等論 (Das Gleichheitsargument)

等しい利害関心 (Interesse) には、考量のなかで等しい重みが与えられる。この立場の首尾一貫した定式化はP・シンガーのなかに見られる。「利害関心は利害関心である。人間の利害関心であろうと人間以外の動物の利害関心であろうと、自己意識のある動物の利害関心であろうと自己意識のない動物の利害関心であろうと、利害関心は平等に配慮されなければならない」(8)。その存在がどんな能力を持っているかは、利害関心の重みにとっては意味がない。この場合、平等原則は人間に限定されない。人間以外の生きものの利害関心をも人間のそれと同等に扱うことを、平等原則は指示する。動物も人間と同じように苦痛なしに生きることを欲しているのだから。

シンガーの平等原則には根本的な疑問もあるが、それを措いて、シンガーとともに、平等原則が動物にも拡張されるという前提から出発した場合、次の二つの疑問が生じる。

（ｉ） この原則は絶対的な原理か、それとも競合する他の原理によって修正されうるのか？（原則の妥当性格に関する疑問）。

（ii） 人間の苦痛と動物の苦痛をそもそも比較できるのか？（原則の適応可能性に関する疑問）。自己意識を持つか持たないかで、苦痛に差が出はしないか？ 自己意識は苦痛を修正する。人間の苦痛は、その苦痛が長く持続することを前もって見通す場合には、いっそう重く感じる。その苦痛がすぐに終わるという見通しが持てる場合には、軽くなる。例えば、或る集団を苦痛の多い実験に繰り返し用いた場合、この者たちの苦痛は、実験への恐怖によって増幅されるであろう。これは動物の場合には当てはまらない。動物は当の体験にすでに刻印されているからだ。或る人間を捕虜にした場合、その捕虜に対して、「生命を危険にすることはない」と説明することができる。動物に対しては、このような仕方で恐怖を取り除くことはできない。反対に、人間の苦悩は、例えばがんの告知を受けた場合のように、恐るべき経過を予見することによって増幅されることもある。また、その苦悩をもっと包括的な連関のなかに位置づけて、それに意味を与えることもできる。

①と②はともに平等原則に関わる。次は類似論に関わる。

③　自己目的論（Das Selbstzweckargument）

カントによれば、人間は「目的それ自体」である。目的それ自体は、「目的の主体にほかならない。この主体は端的に善なる意志の主体でもあるからだ。善なる意志の主体を他の対象よりもなおざりにすることは矛盾なしにはできない」（『人倫の形而上学への基礎づけ』）。動物に自身の行為の責任を求めることはできない。しかし人間の自己目的性に類似した二つの性質を持つ。動物も諸々の目的の主体であり、実践的な自己関係を持つ。この二つは、快と苦痛を感じる動物の能力によって与えられている。快と苦痛を感じる生きものだけが諸々の意識的な目的すなわち利害関心を持つことができる。その生きものは快と苦痛のなかに利害関心の実現と挫折（欲求不満）を経験する。人間以外の動物も、快を求め苦痛を避けるという仕方で、諸目的の主体であり、実践的な自己関係を持つ。

(2) 動物は権利を持つか？

シンガーは人格（person）の基準として、理性と自己意識を持つ存在、つまり過去現在にわたってはっきりと他とは異なる存在として自己を意識していることを挙げている。[9] チンパンジーの実験を手がかりに、シンガーはこの基準を満たす動物が存在すると言う。だがこれは言葉の恣意的な使用であり、本質的な区別を無視して混乱だけをもたらすものだ。チンパンジーは契約を結ぶことができるであろうか？ われわれに対する義務を引き受けみずからの行為に責任をとる能力と覚悟があるだろうか？ われわれの権利を尊重し、われわれの利害関心を彼らのそれらと比較考量できるだろうか？ こうした基準を満たさなければ、普通の言葉遣いで「人格」について語ることはできない（つまり「人格」「権利」「義務」といった言語ゲームに参加できない）。シンガーの基準はきわめて曖昧で茫漠としている。シンガーの最も正当な関心事は次の点に見いだされる。ある動物が人間に類似性をより多く示せば示すほど、同等ないし類似の利害関心はそれだけ多く見いだされ、平等論に基づけば、その動物に対する人間の義務はそれだけ大きくなる。

「動物は権利を持つか」をめぐる議論は、「権利」という語の多義的な使用に基づいている。以下で、これにまつわる問題の解決というよりは、いくつかの区別を立てることによって、それらの問題点の整理を試みたい。

「動物は権利を持つか?」という問題提起には、争う余地のない二つの事実がある。

① 人間は動物に対して直接的な義務を持つ。カントのような間接的義務ではなく。

② 動物にとって善いこと(Güter)は法的立法の対象となりうる。この立法の受益者が動物自身であるという点で、風景や記念碑の保存と区別される。人間の利益のためにという人間中心主義ではなく。

この二つの内容を「動物は権利を持つ」と表現することは、目的にふさわしくない。その言い回しによって、われわれは人格の特別な位置を表現する「倫理的責任の主体」という術語を自分から奪うからだ。権利は人格の倫理的責任に基づく。法律は動物の善いこと(Güter 善・財)をまもることはできても、動物が財を処分する権利をまもることはできない。道徳の対象ではあっても道徳的要請の主体たりえないもの〔動物〕において、権利を語ることはできないはずだ。

（3）　動物を殺《あや》めること

動物に不要な苦痛を与えてはならないという道徳的な禁止を基礎づける際には、生命中心主義のほうが人間中心主義よりもはっきりと優位に立つ。では「なんの苦痛も与えなければ動物を殺めていいか？」こちらの問いは、もっと難しい。これについては対立する二つの見方がある。

① われわれ人間は苦痛がなくても殺されたくはないだろう。生きることに対する人間の利害関心をわれわれが尊重するなら、動物の同じ利害関心も尊重するべきだ（Leonhard Nelson）。

② 動物は生きることに対する利害関心を持たない。動植物の生存に対するわれわれの義務は、種の存続に関わるものであって、個々の個体の存続に関わるものではない。しかもこの義務は動植物に対する義務ではなく将来世代の人間に対する義務である（ロベルト・シュペーマン Robert Spämann）。功利主義者シンガーにとっても、生きることへの権利は時間のなかで自己が存続することをはっきりと自覚したものの願いに基づく。そのような存在をシンガーは人格とする。自分の未来を想いうかべる能力こそ、その能力を持つものが生きる権利を真

剣に受け止めるべき条件である。功利主義の見方では、生そのものは何の価値も持たない。生は体験を通じて初めてその価値を得る。自分自身の未来に対して何の関係も持たない動物は、シンガーにとっては、快と苦痛の単なる容れ物にすぎない。この世では快の総計だけが物を言うということから出発するならば、そのような動物を苦痛なしで殺しても、他の個の快がそれを補えば、なんら道徳的に不正ではない（総量説または「代替可能性による議論」）。[10]

苦痛を与えない場合でも動物の殺害を禁止すべきことが、生命中心主義的な見方において基礎づけうるかという問いは、動物は自分自身を持続的な存在として自覚しているかという事実問題になった。それに答えることは倫理学だけの課題ではなく、行動研究（動物行動学）の課題である。たんに短期的な見通しなら、知覚する生きものの欲求とともに与えられている。そうした欲求のなかで、動物は自分自身の生を経験する。欲求は欲求の実現をめざしている。この意味で欲求は動物の未来に関係づけられている。

三　植物に対する直接的な義務

（1）デカルト的前提

動物は道徳的義務の対象である。なぜなら彼らは感覚をもち、その意味で意識的な存在であるから（シンガー）。こうした論では、義務を基礎づけるのは生そのものではなく意識であり、自分の未来の生に対して、苦痛や快として意識的に関わることである。人間が他の生きものに対して直接的な義務を持つことを支持するために持ち出されたこうした論拠は、意識的な存在と意識を持たない存在とを峻別するデカルト的な前提に立つ。感覚能力（苦痛を感じる力）が、自然に対する直接的な義務の境界線とされている。このような線引きは正当であろうか？　感覚を持たない生きもの、植物に対する直接的な義務もあるのではないか？　デカルト的前提は正当化されるのか？　デカルト的前提はどのように批判されうるか？　直接的な義務の対象を、感覚を持つ生きもの〔いわゆる動物〕を越えて拡張しようとする者は、次の二つの可能性を持つ。

①　直接的な義務の対象を動物に限定することが狭隘な直覚主義的な基礎にもとづくことを示

す。（2）で詳述。

② 意識的でない利害関心ないしは自己関係という概念も有意味であり、義務の基礎であることを示す。（3）で詳述。リケンは②を支持する。

（2）スピノザ的解決

直接的な義務の対象を苦痛を感じる生きものに限定することは、意識を生命のさまざまな形式のなかの一形式と見なし生命そのものを尊重すべき価値と見なすことによって突破される。自然の秩序は全体として、「無条件の関心と無条件の尊敬にふさわしい対象であり、そのような尊重をわれわれは道徳的と特徴づける」（スチュアート・ハンプシャー）。一本の樹木が死に絶え、一人の人間が死ぬとき、マイヤー＝アービヒによれば、「いずれの場合にもひとつの生きものが死んで再び大地に還る」という点で同じである。彼は問う。「樹々を殺めることに関しても、同胞を殺める場合と同じような倫理的な判断力と配慮を妥当させないでいることが、どうしてできようか」と。この論の問題性は生命（Leben）という語の多義性にある。植物の生命は人間の生命とは別物である。ハンプシャーとマイヤー＝アービヒは、植物の生命と人間の生命に対して同じように無条件的な道徳的尊重をいったいどのようにして要求できるのであろうか？　彼らがそうできるのは、彼らがスピノザ的な形而上学を信奉し、生命概念の類似性を最後は捨てて、生命の根源的一体性の立場に立っているからだ。この形而上学によれば、生命のさまざまな形態は、生きとし生けるもののなかに全体として存在する一つの生ける力（natura naturans 産み出す自然）の表現（natura naturata 産み出された自然）なのだ。

「自然はわれわれ人間のなかで言語と芸術に達することによって、われわれとともに活動しており、他の生きものが同様にそれぞれの生を生きることによって、彼らとともに活動している。われわれの生と共同世界の生とが自然の生なのだ」。「natura naturans（産み出す自然）、創造力はいたるところでそれ自身が全体である。かかるものとして、それは世界の本来の中心である」（マイヤー＝アービヒ『自然と和解する道』一九八四）。

ここでスピノザ的立場に対する内容的な批判をするつもりはない。ただ、道徳的論証はその論拠として形而上学的な前提を要求すればするほど弱くなるということに注意を喚起したい。倫理学が形而上学に達することはありうる。しかし、みずからが主張する規範にできるだけ幅広い同意を確保するためには、形而上学的前提を極力抑制すべきだ。感覚を持たない自然に対する直接的な義務を、形而上学をほとんど前提せずに基礎づけることができるかを問わなければならない。その際、重要なことは、いのちとしての共通性と並んでそれぞれのいのちに差異があることを無視して一律に扱ってはならないということだ。一律的な扱いをやめることで、初めて議論が、人間・動物・植物を区別して扱うことを指示する日常的直観に矛盾しないという見通しが成り立つ。

(3) 有機体の自己関係

ここでは「生」概念ではなく、「生」概念のメルクマールである利害関心（Interesse）と自己関係（Selbstverhältnis）という概念に即して考える。行動として識別できる基準を手がかりに、植物的な生についても類似的な意味で、利害関心と自己関係を語りうることがポイントとなる。つまり「自己関係」に注目すれば、動物／植物という線引きではなく、植物までも倫理の対象に含めることができる。

利害関心という概念の本質的なメルクマールは、表象と欲望（Begehren）である。利害関心によって表象は欲動（Antrieben）となる（ネルソン）。アリストテレスにも、これと対応する努力（Streben）という概念がある。努力する能力は、生きものを前進するよう駆り立てるという意味であり、欲動の能力（Antriebsvermögen）である。[11] 努力は知覚と表象、および快・不快の感覚を前提している。こうした前提からすると、アリストテレスが植物的なアニマの能力にも努力があるとするのは解せない。すべての生けるものは、知覚を具えていないものも含めて、種の永続をめざして努力している。[12] この表現法を初めは純粋にメタファーとして解釈したくなる。けれども、もっと厳密に解釈すると、或る類似概念が重要だということが分かる。アリストテレスによれば、自発性（Spontaneität）が有機体のメルクマールである。有機体はそれら自身において遂行される過程（量の増大と減小〔成長と萎縮〕、質的変化、移動）の動因であるという意味で。[13] これらの過程は個体と種の維持という一つの目的に奉仕している。われわれはそれゆえ、知覚を持たない有機体においても、目標をめざす自発性について語りうる。これは純粋に記述的な言明であって、この現象をどう説明できるかという問いを度外視している。しかし自発性と目標との関わりは、「努力」という概念をここで用いることを正当化する。アリストテレスは、植物的能力は自己保存活動の遂行のために栄養を必要とすることを指摘している。栄養なしには有機体は存続できない。[14] それゆえ、メタファー的語法ではなくて、「知覚を持たない有機体も、たとえ欲求を感じなくても、欲求を持つ」という言い方ができる。知覚を持たない有機体も、生を維持するために、栄養を必要とする。それゆえ植物もアナロジカルな意味で利害関心を持つ。植物はその自発的な生活プロセスのなかで一つの目標に関わる。だが彼らはこの目標に対して、表象と感覚によって媒介された関係を持たない。このアナロジカルな利害関心に対して「欲求（Bedürfnis）」という語を用いたい。

アリストテレスにとって、〈生きているということ〉は〈その生きものであること〉（das Sein des Lebenden）である。[15] 純粋に植物的な有機体も、その生命活動と生命過程が自分自身を目的にしているという意味で、自己の存在に対して或る関係を持っている。有機体は質料と形相からなる一つの統一体である。形相は質料的な基体のなかにのみ存在しうる。けれども形相は質料的な基体を組織化するという意味において、形相は質料から独立している。生きものを識別するメルクマールは、栄養摂取すなわち物質代謝である。[16] 質料的成分が入れ替わるという事実は、有機体の同一性が質料的な基体の同一性でありえないことを示している。有機個体の存在が時間のなかで持続することは、それの形相（生命活動・生命過程の能力）に基づいてなされる。[17] 形相は活動を通じてみずからを完成し、同時にまたその活動に依存している。なぜなら形相を持つ有機体はその活動によって保たれるからだ。有機体の活動は、有機個体の保持と種の保持を目標とし、その保持によって再び自分自身を目標とする。

アリストテレスの有機体の存在論をさらに発展させて、それがエコロジー的倫理学にとって持つ意義を強調したのはハンス・ヨーナスの功績である。植物的生の段階では、自由は物質代謝現象のなかに現れる。非有機物や人工物とは違って、有機体の形相は「質料収集の結果ではなくその原因である」[18]。形相は質料に対して「欲し求めている自由（bedürftige Freiheit）」という関係に立つ。有機体が質料を必要としているということは、ヨーナスにとって志向性の一つである。この意味でわれわれは植物的生においても、アナロジカルに利害関心について語りうる。しかもその関心は盲目のダイナミズムではなく、情報に基づいて選択するダイナミズムである[19]。志向性のさまざまな形態にとって大事なことは、（例えばある関心が）満たされるか満たされないかという両極性である。この両極性は植物的な生の諸々の欲求においても見られる。諸々の欲求は満たされることもあれば、満たされないこともありうる。たとえ満たされているか満たされていないかを有機体が感じることができない場合であってもそうである。

四　比較考量（Abwägung）の諸々の視点と問題

生命中心主義のテーゼをまとめると、こうなる。感覚を持たないものも含めてあらゆる有機体は、アナロジカルな意味で目的そのもの、諸目的の主体である。それらは、その活動において、自分自身を目的とし、それ自身のために現存する。それらは自己目的であるから、もっぱら人間の主観的目的のための手段であるわけではない。人間は人間の目的を考慮するだけではなく、人間以外の自然の目的にも配慮しなければならない。目的の国という倫理的理念を人間にだけ限定することは許されず、人間以外の有機体（生きもの）をも、たとえ主体としてではなくても、倫理の対象として包括しなければならない。

このような無差別的な定式化では、誇張され過ぎたテーゼのように聞こえる。おびただしい異議がすぐに提起される。このテーゼはわれわれが動植物を取り扱う際の、試練済みのわれわれの道徳的直観に矛盾しないだろうか？　われわれは路傍の雑草の一茎をも目的それ自体として尊重すべきであろうか？　われわれは多くの場合、生命を欠く物件たとえば芸術作品が或る有機体

〔たとえば芸術作品を食べる虫〕より高い価値を持つと判断していないだろうか？　このテーゼは人間の自己保存の必要性とたえざる葛藤に陥る。このテーゼによれば、動物の屠殺だけでなく植物からの栄養摂取でさえも自然の自己目的性に抵触してしまうだろう。これの帰結は、シュヴァイツァーが「生への畏敬の倫理」のなかで教えているように、罪の不可避性ではないだろうか？

「わたしも生きようとする意志の自己分裂にゆだねられている。わたしの生存は他の生存とさまざまな葛藤に陥っている。生命を毀損し傷つける必然性がわたしに課せられている。わたしが寂しい小道を歩けば、わたしの脚は道の上に群がる小さな生きものたちを滅ぼし傷つける。わたしの生存を維持するためには、わが生存を傷つけるような存在からわが身を守らなければならない。わたしは家ネズミの迫害者となり、家に巣を作ろうとする虫たちの殺害者となり、わたしの生命を危うくしかねないバクテリアの集団殺戮者となる。わたしは自分の食べ物を植物と動物とを滅ぼすことによって獲得する(20)」。

シュヴァイツァーがみずからを殺害者と規定したことは、彼の見方によれば、いのちを無化する行為は、それがどのような条件でなされようと、倫理的に誤っているということを示している。このテーゼは自然の自己目的性に貢献すること（Engagement）を越えて、人間のやむをえない必要（Not）までも忘れさせるために、人間と動物と植物との差異を均してはいないだろうか？

自己目的というテーゼは有機体が不可侵であることを主張してはいない。それはただ、人間以外の生命に介入する場合でも、その介入の正当化を必要とするということを主張している。そのような正当化が不可能だとは、このテーゼはけっして主張しない。どんな道徳的な基礎づけも、葛藤の前に立たされる。道徳的な基礎づけは行為する者〔人間〕の利害関心をいつも考慮しなければならない。だが、倫理的目標がどんな制約にも服さないのは、それが他のすべてのもの〔動植物〕の諸目標とも合致している場合だけである。人間と自然存在〔動植物など〕とは、互いに補完しあい制約しあう単一の共通の生活空間を持っている。生命中心主義テーゼは、アナロジカルに「自己目的」とか「目標」という概念を用いている。このテーゼはなるほど、あらゆる目標が配慮されるべきことを意味するが、しかしそれらの差異に応じて、目標の重要性が区別されるべきことを意味している。

かかる比較考量の基本的な基準は、日常的な直観によれば、その存在が自然の階梯（scala naturae）のなかで占める位置である。チンパンジーの生命はアメーバーの生命や雑草の一茎よりも高い価値を持つ。自然の階梯は各々の有機体が持つ自己関係が異なることに基づく。さらに、その自己関係に応じて、それ自身の目的に対するさまざまな関係がある。当該の生きものがみずからをその目的と同一視する度合いに応じて、その目的に重みが加わる。有機体が自身の目的に対して持つ関係が自己関係である。なぜなら、あらゆる諸目的は、諸々の目的のなかの目的である生に根ざしているからだ。この自己関係のランクの高さを示す基準として、次の二つを挙げることができる。

①　意識の有無。

②　その有機体にとって、個体としての自己保存が優先するか、それとも種としての自己保存が優先するかという問題。

或る生きものが意識をもち、自分自身を個体として肯定する場合は、①と②は内容的に重なりあう。生きものは快と苦痛のなかで、自分の個別存在と関わる。恐怖と信頼のなかで、自分の未来に関わる。②は感覚を持たない有機体にも当てはまる。二、三週間のうちに枯れる草の一茎では、その働きの大部分は根茎の保持と種の保持に尽きる。セコイアの場合は、生命過程全体の高い割合が個体を保持することに貢献している（つまり一本のセコイアを保持することがその種を保持する上で重要である。(21) このように種によって、一個体の生を維持することの重みが異なる）。

その生きものが自然の階梯のどこに位置するかが、道徳的な比較考量のなかに入ってこざるをえないということは、低次の生きものの目標が、それより高次の生きものの目標より、いつでもうしろに置かれることを意味しない。もしそうなら、それは種への絶対的な差別主義となろう。利害関心の内容と、その切迫度と、生きる上での必要性も考慮されなければならない。例えば、人間の経済的利益は、動物から自然にふさわしい運動を奪う〔経済的効率から、動物を狭い小屋に詰め込む〕理由にはならない。同様に、あえて必要のない石鹸を開発することは、実験のなかで動物に苦痛を与える根拠にはならない〔化粧品開発のための動物実験禁止に関する議論、第二章六七頁参照〕。では、人間と動物の利害関心が等しい価値を持って対立した場合は、どう決着をつけることができるだろうか？　この問いはとりわけ動物実験の道徳的判定の際に提起される。動物が実験のなかでこうむる害悪が、その実験の成果から人間が免れることになる害悪に匹敵する場合にのみ、その実験は論じるに値する。実験のなかで動物がこうむる苦痛がその実験の成果から人間が免れうる苦痛によって凌駕されると想定してみよう。この場合に、その実験は道徳的に正当であろうか？　この問いは、平等原則が無条件に妥当するかという先に未決にしておいた問いに再び立ち戻る。

われわれは①人間を苦痛から守る〔例えば、人を飢えさせない〕という積極的な義務と、②動物に苦痛を与えてはいけないという消極的な義務〔例えば、人間の栄養のために動物を屠殺する〕との葛藤の前に立たされている。②が①に優先するのは、同じランクで同じ重みを持った善〔財〕ないしは害悪が話題になっているという前提においてだ。自然の階梯にもとづくだけでは、この前提条件が満たされているとは見なせない。さらにこう主張できる。人間はその意識段階に基づき、動物とは違った形で苦痛を感じる。人間は苦痛に対して、動物とは違った関わりを持つ、と。このような議論に問題なくはないということは、すでに上で示した。

五　生命中心主義のエートス

生命中心主義にとって本質的なのは、態度変換（ein Wandel in der Einstellung）である。倫理学は規範を基礎づけることに尽きはしない。倫理学はエートスをも世話しようとする。すなわち、倫理的に正しいことを実際に行動に移すことへと動機づける情動的な構えをも世話しようとする。実際に行動に移すためには、自然への純粋に審美的な関係だけでは十分でない。審美的な関係は自然に対する関わりをたんなる主観的な趣味の事柄にしてしまう恐れがある。審美的な関心は変化しうるし、他の主観的な関心によって凌駕されることもある。生命中心主義的テーゼは自然の美的価値から存在論的価値へと踏み込み、その価値を認め称える態度（構え）を要求する。自然のなかに人間の利害関心を満たす単なる道具だけを見る思考にかわって、協働モデル（das Modell einer Kooperation）が登場する。人間が自分の目的を満たすために自然に対して何かを要求する場合、その目的が正当化される仕方でなければならない。プラトンによれば、国家共同体の起源はひとが他人の助けをどんなに必要としているかを認識することのなかにある。[22] エコロジカルな危機は、われわれの視点を人間共同体から先へと拡げるよう強いる。われわれは自分たちが他の有機体の働きにどれだけ依存しているかを知っている。他の生きものの利害関心と欲求を尊重することによって、われわれにとっての彼らの働きを承認すべきだ。それによって人間の特別な地位が危うくなるのではなく、強調されるのだ。本章で展開した生命中心主義は、倫理の主体と客体との区別を強調するがゆえに、「自然主義」という異議にさらされない。人間の倫理的責任は、人間以外の生きた自然も倫理の直接的な対象であるというテーゼによって、拡張される。人間は自然の諸目的をそれ自身のために尊重し、自然のなかにパートナーを見ることによってのみ、長い眼で見れば、人間に対する責任に応えることができるのだ。

六　暫定的まとめ

リケンの「人間中心主義、それとも生命中心主義？——エコロジカルな倫理学の基礎づけ問題」は以上のような内容である。これについて若干の考察を加えてみたい。

リケンは純粋な人間中心主義がもはや通用しない状況をふまえ、生命中心主義の方にむかう。しかしラジカルな生命中心主義も成り立ちがたい。人間と他の生きものをまったく同等に尊重することには無理がある。人間の生存を確保する上で現実的に無理だというだけではなく、道徳的主体としての人間の地位を否定し、環境倫理学の議論そのものの受け手を見失うことにもなる。リケンの立場は、「人間が唯一の道徳的主体である」ということを堅持する点では人間中心主義であるが、義務の直接的な対象を人間以外の生命環境に拡げるという点で生命中心主義である。リケンはみずからの立場を「穏健な生命中心主義」と規定しているが、これを「穏健な人間中心主義」と呼ぶことも可能と言っている。ジープは二〇〇二年三月の京都大学講演「現代生命倫理学との関連における倫理的諸原理についての再考」のなかで、みずからの立場を「穏健な人間中心主義」と規定した。人間がものを考え語る場合、人間主体の視点を捨てることは不可能だからという理由を挙げていた。講演後に、「あなたの立場を穏健な生命中心主義と呼ぶこともできますか」と質問したら、「それはどちらでもいい（egal）」という答えだった。どう呼ぶかは理論的には大きな違いがあるように見えるが、実際の行動ではあまり差がない。

リケンは「動物の権利」「植物の権利」「自然の権利」といった言説を認めない。代わりに、「道徳の対象」と「道徳の主体」という区別を立て、義務の直接的な対象を人間以外にも拡大するという形で、こうした言説の問題提起に応えようとする。

リケンは義務の直接的対象を人間以外の生きものにも拡張する根拠を、「有機体の自己関係」というあり方に求める。シンガーが掲げる「苦痛を感じる」という基準では、動物以外の有機体が義務の対象からもはずされる。リケンはアリストテレスとヨーナスをふまえ、あらゆる有機体が自己を目的にしているということから、あらゆる有機体は「欲求」を持つととらえる。その有機体が「欲求」を感じない場合にも、そうである。あらゆる有機体が自己を目的にしている以上、人間は自分たちだけを「目的の国」の住人とするのではなく、人間以外の自然の目的にも配慮しなければならない。ただしシュヴァイツァーの「生への畏敬の倫理」は不可能であり、いつも比較考量がつきまとう。その比較考量では、人間が抱く諸目的と、そのために犠牲になるかも知れない有機体の自己関係のあり方が重要なポイントになる。「有機体の自己関係」へのリケンの着眼は、苦痛のみを基準にするシンガーの一面性と狭さを克服するものと言えよう。ジープも先の講演のなかで、「動物の苦痛」という視点だけでは狭い。その動物にとっての well-being（幸福）を全体として配慮しなければならないと答えていた。

生命中心主義的な自然観はたしかに自然をかけがえのないものとする情操を養う上で重要である。しかし情操だけでは環境破壊を食い止める力にならない。伝統的には生命中心主義的な自然観と情操を持ってきたはずの日本の現状を見ればわかる。情操を倫理的合意にまで高め、必要に応じて法制化の合意にまで達しなければ、環境破壊防止は有効にならない。その合意形成は倫理的な比較考量（Abwägung）のなかで模索していくしかない。

あとがき

日本の生命倫理学がアメリカ型のバイオエシックスに偏っていること、日本固有の社会・文化状況をふまえた生命倫理の構築が必要であること。こうした認識が広がりつつある。本書はまず前者の状況を改善すべく、アメリカ流のバイオエシックスとは異なる傾向をもつドイツのBioethik（生命環境倫理学）の現況を、遺伝子技術・生命科学をめぐる諸問題をテーマに論じてみた。当初は生殖医療や、安楽死、ターミナル・ケア、医学・医療倫理学史等々も含め、大陸ヨーロッパ系の生命倫理学の全体的特徴を描いてみたかった。途中で、一人ではとても手におえない課題であることが分かった。しかも日進月歩のバイオテクノロジーの政策面を初めに取り上げたため、書き進むうちに、先に書いた章の内容が情報面で古くなって行き、たえず更新を迫られた。動きの速い先端技術に関わる問題を書物にまとめることの困難さを痛感し、今回はテーマを絞って暫定版として刊行することを決断せざるをえなかった。

日本固有の状況をふまえた生命倫理の構築という課題にはほとんど応えることができず、今後の課題となる。しかし、この課題に取り組む上でも、まず大陸ヨーロッパ系の生命倫理学に学ぶことが有効だと思っている。本書がその点でささやかながらお役に立てば、幸いである。

滞独中、加藤尚武先生よりヨーロッパ生命倫理学研究プロジェクトを立ち上げる、ついては基本文献リストを作成してほしい旨のメールを頂いた。ボンの研究所員の協力も得て、「ヨーロッパにおける生命倫理学および応用倫理学について」という文献リストを作成した（『独仏生命倫理研究資料集』千葉大学、二〇〇三年、下巻四六九-四七九頁）。研究代表者の飯田亘之先生がこのリストに基づいて、全国の若手研究者に要約的翻訳を促して下さった。その成果はすでに四冊の研究資料集のなかに収められ、翻訳作業はいまも続けられている。本書巻末注にこの研究資料集の出典指示が多いのはこうした事情による。翻訳にご協力頂いた方々にお礼を申し上げるとともに、本書の文脈に即して若干訳文を変えさせて頂いたことをお詫び申し上げたい。

既発表論文との関係は左記に示したが、いずれも本書にまとめるにあたって全面的に見直し、新しい情報を付け加えた。書き下ろし部分も少なくない。科学研究費プロジェクトや委託研究などの一環として書いたものが多い。それぞれお世話頂いた先生方に厚くお礼申し上げたい。二〇〇一年からこれまでわたしの研究を主に情報面から支援してくれたボンの研究所（ＩＷＥ

とＤＲＺＥ）のホネフェルダー教授を初め、有能な若きスタッフたちに厚く感謝申し上げる。

最後に知泉書館の小山光夫社長には今回もご迷惑をおかけしながら、大変お世話になった。校正しながら書き足して行くというわがままを許して頂いて、組み版のなかでやっと形になってきたというのが実態である。こうした温かい励ましによって本書は陽の目を見るに至った。心から感謝申し上げたい。

松田　純

二〇〇五年新春

初出一覧

第一章　「いのちの始まりにおける〝人間の尊厳〟――二〇〇一年ドイツの激論」『いのちとこころに関わる現代の諸問題の現場に臨む臨床人間学の方法論的構築』浜渦辰二編、科研費報告書、二〇〇二年（加筆補正）。

第二、三、四章　ドイツ連邦議会審議会答申『人間の尊厳と遺伝子情報』二〇〇四年、知泉書館、解説。「遺伝データの取り扱いについて――ドイツ連邦議会「現代医療の法と倫理」審議会最終報告書における評価と提言」『平成一四年度環境対応技術開発等（バイオ事業化に伴う生命倫理問題等に関する）報告書』バイオインダストリー協会（第二章責任編集　蔵田伸雄）、二〇〇三年。「遺伝子技術の進歩と人間の未来」『哲学思想への誘い』静岡大学教養教育「哲学・思想分野」分科会（代表　山下秀智）、二〇〇三年（それぞれ一部活用）。

第五章　「Enhancement（増進的介入）と「人間の弱さ」の価値」『続・独仏生命倫理研究資料集』千葉大学（代表　飯田亘之）、二〇〇四年、上巻（加筆補正）。

第七章の一部「いのちの共鳴――人権の根を掘る」『新世紀社会と人間の再生』北村寧・佐久間孝

正・藤山嘉夫（編著）、八朔社、二〇〇一年（一部活用）。
おわりに　「BT革命と人間の未来」『共生のリテラシー――環境の哲学と倫理』加藤尚武編、東北大学出版会、二〇〇一年（一部活用）。
付　論　「なぜ環境をまもらなければならないのか？――穏健な生命中心主義の立場から」、『文化と哲学』静岡大学哲学会、第一四号、二〇〇二年（加筆補正）。

本書は平成一六年度科学研究費補助金基盤研究（B）（2）「生命ケアの比較文化論的研究とその成果に基づく情報の集積と発信」（研究代表者　松田純　http://life-care.hss.shizuoka.ac.jp/）、同一般研究（B）（1）「生命倫理の全体像展望の基礎としての英米独仏日本の生命倫理の比較思想論的研究」（研究代表者　飯田亘之）、およびファイザーヘルスリサーチ振興財団平成一五―一六年度国際共同研究B（研究代表者　飯田亘之）による成果である。

松田　純（まつだ・じゅん）

1972年静岡大学人文学部哲学専攻卒業，1979年東北大学大学院文学研究科倫理学専攻博士課程単位取得。1995年文学博士。東北大学助手をへて現在静岡大学人文学部教授。1990-91年ドイツ，テュービンゲン大学哲学部客員研究員，2001年ボン大学「科学と倫理のための研究所」，ドイツ連邦文部科学省「生命諸科学における倫理のためのドイツ情報資料センター」客員教授。
〔主要著作等〕ドイツ連邦議会審議会答申『人間の尊厳と遺伝子情報――現代医療の法と倫理（上）』監訳，知泉書館，2004年。『受精卵診断と生命政策の合意形成――現代医療の法と倫理（下）』同，近刊，ヘーゲル『宗教哲学講義』翻訳，創文社，2001年，『神と国家――ヘーゲル宗教哲学』創文社，1995年，2003年補正版，『倫理力を鍛える』共著，加藤尚武編著，小学館，2003年，『共生のリテラシー――環境の哲学と倫理』共著，加藤尚武編，東北大学出版会，2001年など。

〔遺伝子技術の進展と人間の未来〕　ISBN4-901654-47-0

2005年2月10日　第1刷印刷
2005年2月15日　第1刷発行

著　者　松田　純
発行者　小山光夫
印刷者　藤原良成

発行所　〒113-0033 東京都文京区本郷1-13-2
電話(3814)6161　振替00120-6-117170
http://www.chisen.co.jp
株式会社　知泉書館

Printed in Japan　印刷・製本／藤原印刷

人名・団体名等索引

事項索引

あ　行

か　行

さ　行

た　行

注

第1章　いのちをめぐるドイツの激論——2001年から2004年へ

1）　山﨑純「ＢＴ革命と人間の未来」『共生のリテラシー——環境の哲学と倫理』加藤尚武編，東北大学出版会，2001年参照。

2）　Neue Empfehlungen der DFG zur Forschung mit menschlichen Stammzellen. Pressemitteilung. Nr. 16. 2001. 5. 3.

3）　ティア・コルボーンらは環境ホルモンを警告した『奪われし未来』のなかで，先端技術を駆使して邁進する「勇気」が，「愚かしさ」としか思えないこともある，「人類は未来へ向けて猛スピードで飛んでいるが，それは無視界飛行にすぎない」と述べている。シーア・コルボーン他『奪われし未来』長尾力・堀千恵子訳，翔泳社，1997年，p.353

4）　日本では凍結受精卵を年に，5000個も処分している（朝日新聞2001年10月24日）。フランスでは年に６万８千個の「余剰胚」が生じる。ところがドイツでは，「胚保護法」によって，人の胚はすでに「人間の尊厳」をもつとして，他国よりも手厚く保護されているため，「余剰胚」は他の先進国に比べて桁違いに少なく，およそ70個である（*Deutsches IVF-Register* 2000, S. 26）。胚保護法によって「余剰胚」は原則的には生じないようになっているからだ。一度に受精卵は３個までしか作成できない。できた受精卵はすべて卵提供者の子宮に移植されなければならない。ところが何らかの原因でこれが移植されなかった場合（例えば受精卵作成後に事故が発生し移植が不可能になるとかの場合）に，「余剰胚」となる。つまり不測の事態でのみ「余剰胚」が生じる。「余剰胚」となってもこれを捨てることは胚保護法によって禁じられている。現状では冷凍保存されたままである。この事態の対策として「胚養子」制度が検討されているが，合意に至っていない。

5）　Habermas, J., *Die postnationale Konstellation*. Suhrkamp. 1998. に Kap. 9, 10 として収録。

6）　日本では「滑り坂」論が有名であるが，ドイツでは「滑り坂

(Rutschbahn)」とはあまり言わず,「ダム決壊(Dammbruch)」と言う。

7) Deutscher Bundestag, Referat Öffentlichkeitsarbeit, *Stammzellforschung und die Debatte des Deutschen Bundestages zum Import von menschlichen embryonalen Stammzellen*. Berlin, 2002. S. 136-138

8) Nationaler Ethikrat, *Stellungnahme zum Import menschlicher embryonaler Stammzellen*. 2001, S. 46-54

9) 岩志和一郎訳および法律原文が『独仏生命倫理研究資料集』飯田亘之編,科研費報告書,千葉大学,2003年,上巻 p.53-62に掲載されている。ES 細胞の輸入決定後の経緯については,同資料集 p.63-101所収の神馬幸一「『ヒト胚性幹細胞(ES 細胞)』研究に関するドイツの刑事的規制について——いわゆる『幹細胞法(StZG)』の内容を中心に」に詳しい。

10) この5件の申請に対する審査の基準と経緯については神馬幸一「ドイツ幹細胞研究中央倫理委員会における研究評価基準」『続・独仏生命倫理研究資料集』千葉大学,2004年,下巻 p.269-286参照。

11) http://www.nationalerethikrat.de/からダウンロードできる。

第2章 「人間の尊厳」の意味内容

1) 秋葉悦子「出生前の人の尊厳と生きる権利——母体保護法改正に向けての提言」『人間の尊厳と現代法理論——ホセ・ヨンパルト教授古稀祝賀』成文堂,2000年,p.118-121

2) ホセ・ヨンパルト「権利と義務の相関性」『上智法学論集』第22巻第2号,1998年,p.22

3) これについても,秋葉悦子の解釈を参照。前掲論文 p.120-121

4) Löw, K., *Grundzüge der Demokratie. Die politische Ordnung der Bundesrepublik Deutschland*. Cornelsen. 1998. S.47-59

5) 金子晴勇『ヨーロッパの人間像』知泉書館,2002年はこの概念史を見事に解明している。

6）　バイエルツ「人間の尊厳という理念」ジープほか『ドイツ応用倫理学の現在』山内廣隆ほか訳，ナカニシヤ出版，2002年参照。

7）　ドイツ連邦議会「現代医療の法と倫理」審議会答申 B 参照。邦訳『人間の尊厳と遺伝子情報』松田純監訳，中野真紀・小椋宗一郎訳，知泉書館，2004年，第 I 部。

8）　ビルンバッハー「人間の尊厳という概念の曖昧さについて」1996年。菊地惠善による要約紹介（『続・独仏生命倫理研究資料集』千葉大学，2004年，上巻 p.46）参照。

9）『人間の尊厳と遺伝子情報』p.23-24

10）　ホルスト・ドライヤー「人間の尊厳の原理と生命倫理」，ドイツ憲法判例研究会編『人間・科学技術・環境』信山社，1999年，p.75-76

11）『人間の尊厳と遺伝子情報』p.25

12）　前掲書 p.34

13）　前掲書 p.34

14）　前掲書 p.43

15）　連帯（Solidarität）はラテン語の solidus（緊密な，堅牢な，固い，全体の）に由来し，フランス語の solidarité という概念を経てドイツ語圏に流入した。フランスの初期社会主義者ルルー（Pierre Leroux, 1799-1871）は1840年に「博愛」という概念に近いキリスト教的な隣人愛の原理に代えて，連帯という概念を用い，互恵的な義務を宗教的な確信からではなく人間同士の互いの恩義（連帯）から導き出した。労働運動の綱領に掲げられた「連帯」は，産業化のなかでますます成長する資本制企業の経済力に抗して，弱者の側に立って社会的な調整を世話できる対抗勢力として，組合を対置した。フランスのジャーナリストにして政治家，社会学者であるレオン・ブルジョワ（Leon Bourgeois, 1851-1925）は，社会的な協働とそれと結びついた相互依存性という事実から連帯主義という政治的運動を基礎づけ，カトリックの社会理論にも強い影響を及ぼした。教会はルルーの連帯概念をキリスト教的隣人愛の世俗的な形態として理解している。貧者の側に立って互いに仕えよというイエスの呼びかけ（マタイ20・25-28）は，弱者の側に立つという連帯の最初の適用形態である。聖餐に

おける共同の食事と物質的な資源の分かち合いは互いに密接に結びついている（使徒2・42-47)。「連帯」は，神学・倫理学的視点からは，人類的立場からの連帯として理解される。1997年ドイツのカトリック教会と福音教会は共同の言葉として，正義とならんで連帯という概念を基本合意の中心に据え，その上にドイツにおける社会的まとまりを基づけようとした。Bedford-Strohm, H., Solidarität, Solidaritätsprinzip. in: *Evangelisches Soziallexikon*. 2001, S. 1418-1421

16）『人間の尊厳と遺伝子情報』p.46

17） 前掲書 p.46

18） 前掲書 p. 5

19） 前掲書 p.12-13

20） アジア的価値論については拙論「いのちの共鳴――人権の根を掘る」北村・佐久間・藤山編『新世紀社会と人間の再生』八朔社，2001年，第3章のなかで論じた。

21） 前掲書 p.20

22） 前掲書 p. 9 ,13

23） 前掲書 p.32

24） 大嶋仁「視線　医療倫理議論」『読売新聞』2004年10月28日西部本社版

25） Siep, L., Eine Skizze zur Grundlegung der Bioethik, in: *Zeitschrift für philosophische Forschung*. (50) 1/2. S. 236-253. 1996.（L.ジープ「生命倫理学の基礎づけ」，L.ジープ他『ドイツ応用倫理学の現在』山内廣隆・松井富美男編監訳，ナカニシヤ出版，2002年，第2章)，山内廣隆『環境の倫理学』丸善，2003年，第11章，高田純『環境思想を問う』青木書店，2003年，第4章参照。

26） バイエルツ「人間の尊厳という理念」，ジープ他『ドイツ応用倫理学の現在』前掲訳，p.171以下

27） 前掲書，p.173

28） Braun, K., *Menschenwürde und Biomedizin. Zum philosophischen Diskurs der Bioethik*. Frankfurt a. M./New York. 2000, S. 69

29) Braun, a. a. O. S. 73
30) 『人間の尊厳と遺伝子情報』p. 6
31) Braun, a. a. O. S. 71

第3章　ヒト胚の地位をめぐって

1） Honnefelder, L., Ethische Aspekte der Forschung an menschlichen Stammzellen. in: *Bonner Universitätsblätter 2001*, S. 27-32. およびドイツ連邦議会「現代医療の法と倫理」審議会の答申「B　倫理的・法的な方向づけに関するいくつかの要点」のなかの「付論　試験管内のヒト胚を扱う際の倫理的な規準」を参考にする。ちなみにこの付論の起草者はホネフェルダー教授と思われる。例えば前掲論文にほぼ同様の表現が見られるからだ。

わが国で詳細に論点を整理したものとして，牧山康志『ヒト胚の取扱いの在り方に関する研究』文部科学省科学技術政策研究所，2004年がある。

2） 秋葉悦子「ヒト胚の尊厳――人格主義の生命倫理学の立場から」『続・独仏生命倫理研究資料集』千葉大学，2004年，下巻 p. 103-105

3） 例えば最近でもボン大学の若手研究者トーマス・ハイネマン（医学，分子生物学，哲学・倫理学専攻）は「人間領域へクローン技術を応用するための国際的に用いられている倫理的判断規準についての分析とその比較評価」という大作を著して，この問題について科学的かつ倫理学的検討を行っている。Heinemann, T., *Analyse international verwendeter ethischer entscheidungskriterien für die Anwendung von Klonierungstechniken im Humanbereich und ihre vergleichende Bewertung.*（草稿）

4） 勝木元也委員は，クローン胚からのES細胞によって再生医療に大きな可能性があることがすでにマウスを用いた実験等で確証されているという西川伸一委員の意見に対して，その実験は「まだきわめて初期の段階」で，分化した細胞が移植後に正常に安定的に存在しうるかは，動物実験でもまだ確かめられていないと反論している。「難病に苦しむ方々にとってもむなしい希望になってしまわないためにも，……もう少し確信が持てるまで自重

すべき」と戒めてもいる（「第26回生命倫理専門調査会（11月28日）に出された西川委員の意見書に対する意見」2003年12月8日)。http://www8.cao.go.jp/cstp/tyousakai/life/haihu27/tuikasiryo2.pdf

5）ノルトライン＝ヴェストファーレン（NRW）州文部科学省主催の幹細胞研究をめぐるシンポジウム（2001年8月30日）におけるホネフェルダーの報告 Honnefelder, L., Forschung an embryonalen Stammzellen. Beantwortung der Fragen im Zusammenhang der Diskussionsveranstaltung des Ministeriums für Schule, Wissenschaft und Forschung des Landes Nordrhein-Westfalen. in: *Perspektiven der Stammzellenforschung: Wissenschaft und Forschung im Dialog*. Düsseldorf, 2001. S. 5

6）*Die Woche*. 2000. 6. 30

第4章　遺伝子情報の取り扱いについて

1）武藤香織「逆選択の防止と『知らないでいる権利』の確保――イギリスでのハンチントン病遺伝子検査結果の商業利用を手がかりに」『国際バイオエシックスネットワーク』第30号，2000年，p.11-20

2）ドイツ連邦議会審議会答申『人間の尊厳と遺伝子情報――現代医療の法と倫理（上)』松田純監訳，知泉書館，2004年，p.62参照。

3）前掲訳書 p.75-76

4）金田安史「遺伝子治療のいま」，奥野卓司ほか編『市民のための「遺伝子問題」入門』岩波書店，2004年，p.144-145

5）朝日新聞2000年7月30日朝刊

6）朝日新聞2003年6月19日朝刊

7）朝日新聞2002年4月18日朝刊

8）以下のまとめは『人間の尊厳と遺伝子情報』p.83-84を参照している。

9）3連の塩基（コドン）が1種類のアミノ酸を指定する（p.111の表）という意味では「遺伝子が決定している」。ここで言う「遺伝子決定論」とは，ある個人の心身の能力や性質のほとんど

が，あるいは人生における成否までもが，あたかも遺伝子によって決まってしまうかのように考える傾向のことを指す。

10）『人間の尊厳と遺伝子情報』p.84

11）前掲訳書 p.84-85要約

12）このテーマについては邦語文献も多数ある。先駆的で行き届いた研究として，蔵田伸雄「成人に対する遺伝子スクリーニングと遺伝子情報のプライバシー――自分の遺伝子情報を知る権利，知らない権利，知らせない権利」加藤尚武編『ヒトゲノム解析研究と社会との接点』京都大学文学部倫理学研究室，1995年，p.138-150．今後の保険制度のあり方の検討としては，立岩真也『弱くある自由へ――自己決定・介護・生死の技術』青土社，2000年，第６章。保険法・保険学の立場からの考察として，山野嘉朗「遺伝子検査と生命保険 ――わが国における法規制の在り方」バイオインダストリー協会『平成14年度環境対応技術開発等（バイオ事業化に伴う生命倫理問題等に関する研究）に関する報告書』2003年など参照。

13）『人間の尊厳と遺伝子情報』p.115-116参照。

14）前掲訳書 p.121

15）前掲訳書 p.121-122

16）前掲訳書 p.111-112

17）G．エスピン＝アンデルセン『福祉資本主義の三つの世界』ミネルヴァ書房，2001年

18）例えばオーストリア「遺伝子技術法」(1994)「第67条　雇用者と保険会社は，その労働者，求職者，被保険者，保険申込人の遺伝子分析の結果を確認すること，求めること，受け取ること，利用することを禁じられている」。

19）このテーマについての邦語文献として，蔵田伸雄「遺伝情報のプライバシー――特に遺伝的雇用差別の問題について」，日本生命倫理学会『生命倫理』vol.6．No.1．通巻第７号 1996年，p.35-39参照。

20）『人間の尊厳と遺伝子情報』p.100

21）エリザベス・アンバル「事業者と管理職は，遺伝子試験という名の法律，倫理，そして医学に関する地雷原をどのようにして

通り抜ければよいのか？」National Safety Council (NSC), Safety + Health. 2001年6月号，p.46-49，国際安全衛生センター訳，ジャネット・ウィリーン「ベリリウムの不安」同2001年11月号，p.38-42

22）『人間の尊厳と遺伝子情報』p.102

23）前掲訳書 p.102-103に引用されている ADA についての注釈。

24）前掲訳書 p.85

25）このテーマを取り上げた最近の研究として宇都木伸ほか編『人体の個人情報』日本評論社，2004年。

26）遺伝子情報を持つ塩基配列は，個人や種族間で微妙に異なっている。塩基のうちひとつだけが欠落したり，置き換わることで個体差・種族差が生まれる。これを，一塩基変異多型（SNP）という。病気のかかりやすさや，薬効，副作用などを知る手がかりとして，ゲノム創薬における重要な課題となっている。

27）奥野満里子「アイスランド「健康部門データベース法」の成立とその問題」『平成14年度環境対応技術開発等（バイオ事業化に伴う生命倫理問題等に関する）報告書』バイオインダストリー協会，2003年，p.120-149，林かおり「アイスランドの『保健医療分野データベース法』及び『バイオバンク法』」ならびに関連法規の翻訳（『外国の立法』第218号，2003年，p.92-135）が詳しく紹介している。

28）奥野満里子，前掲論文，p.120

29）『人間の尊厳と遺伝子情報』p.123-124

30）Janich, P., Der Status des genetischen Wissens, (遺伝学的知の身分) in: *Was wissen wir, wenn wir das menschliche Genom kennen*? Hrsg. v. Honnefelder, L. und Propping, P., Köln, 2001. S. 70-89

31）Janich, P., a. a. O. S. 75

32）nature 特別編集『ヒトゲノムの未来――解き明かされた生命の設計図』徳間書店，2002年

33）Kay, L., *Who wrote the Book of Life? a history of the genetic code*. Stanford, 2000

34）Der genetische Code ist kein Code. in: *Tageszeitung* 2000. 9.

4.

35) http://www.biotech-house.jp/glossary/glos_46.html

36) Kay, L., Der Genom-Diskurs steht auf tönernen Füßen. in: *Die Genkontroverse. Grundpositionen.* Hrsg. v. Sigrid Graumann, Freiburg, 2001. S. 31

37) a. a. O. S. 31-33

38) Kay, L., *Who wrote the Book of Life?* p. 2-3

39) Kay, L., Der Genom-Diskurs steht auf tönernen Füßen. S. 35

40) Fox Keller, E., *The century of the gene.* 2000『遺伝子の新世紀』長野・赤松訳，青土社，2001年。この書はドイツでもすぐに紹介され，すでに独訳 *Das Jahrhundert des Gens*. campus, 2001 が刊行されている。

41) 遺伝子 DNA からメッセンジャー RNA が作られる際，情報をもたない部分（イントロン）を切り捨て，情報を担う部分（エクソン）だけをつなぐ RNA プロセッシング機構のこと。ヒトゲノムの遺伝子の約半数が，スプライシング制御を受けることが知られている。選択的スプライシングにより，あるひとつの遺伝子から複数の mRNA が産生され，機能の異なるタンパク質として発現する。遺伝情報はスプライシングにより伝達され，その情報から産生されるタンパク質構造の多様性をもたらすことから，ポストゲノム研究の主役であるタンパク質解析は，スプライシングの分子制御に立脚している（今泉和則「スプライシング異常を起点とする神経難病の発症機序解明」奈良先端科学技術大学院大学)。

42) フォックス・ケラー『遺伝子の新世紀』第 1，2 章要約

43) Ho, M.-W., Living with the Fluid Genome. メイ・ワン・ホー「流動ゲノムと生きる」国際研究会議「生命科学と人間性の危機」(2003.10.25-26淡路島) 講演要録

44) フォックス・ケラー，前掲訳書 p.45

45) メイ・ワン・ホー，前掲要録 p. 9

46) フォックス・ケラー，前掲訳書 p.90

47) 前掲訳書 p.173-183 要約

48) 前掲訳書 p.185-186

第5章 人体改造——増進的介入《エンハンスメント》と〈人間の弱さ〉の価値

1) ドイツ語ではVerbesserungという言葉も用いられるが，Verbesserungにはbesser（より善く）するという価値評価がすでに入り込んでいる。増進的介入の倫理的是非をこれから問題にするとき，すでに「善い」という価値評価が入っているのは適当ではない。またEnhancementの内容をVerbesserungは十分にカヴァーできない。そこでenhauncer（アングロフランス語：高める，機能強化）→ enhauncen（中期英語）に由来するEnhancement という英語をそのまま用いることが提唱されている。すでにEnhancement という語が優勢になってきている。

2) 以上の概観についてはWissenschaftliche Abteilung des DRZE, *drze-Sachstandsbericht. Nr. 1. Enhancement. Die ethische Diskussion über biomedizinische Verbesserungen des Menschen*. 2002参照。

3) Fuchs, M., Die Einschätzung des Kleinwuchses als Streitfall im Recht und die medizinethische Debatte um Therapie und Enhancement (Verbesserung). in: Honnefelder, L., Streffer, C. (Hrsg.): *Jahrbuch für Wissenschaft und Ethik*, Bd. 7, Berlin, New York 2002, S. 283-293

4) 整形外科の領域で実施されている骨延長術。骨折が治るときに，接続した骨の間に「仮骨」と呼ばれる柔らかい骨が作られる仕組みを利用して，接続部分を少しずつ引き離しながら，仮骨を伸ばしていって最適の長さで固定すると，その部分が骨になる。初めに「人工的な骨折」を起こす「治療」なので，大きな侵襲を伴う。映画「ガタカ」(Gattaca 米，1997) の主人公もこの手術を受けた。

5) 低身長に対する成長ホルモン治療は，すでに厳密な診断法も治療の方法と効果も十分に吟味された「確立された治療法」である。これについてわが国では明確な規定（厚生省特定疾患間脳下垂体機能障害調査研究班「成長ホルモン分泌不全性低身長症の診断の手引き」1999年度改訂）がある。低身長症についてのわが国

の医療基準については，拙稿「Enhancement（増進的介入）と「人間の弱さ」の価値」『続・独仏生命倫理研究資料集』千葉大学，2004年，上巻 p.167-168参照。この治療の現状について，大関武彦先生（浜松医科大学小児科）にご教示を賜った。記して感謝申し上げます。

6） アーヴィング・ケネス・ゾラ（Irving Kenneth Zola）がHealthism and disabling medicalization. 1977（「健康主義と人の能力を奪う医療化」イリッチ編『専門家時代の幻想』尾崎浩訳，新評論，1984年所収）でイヴァン・イリッチ（Ivan Illich）が *Limits to Medicine*. 1977（『脱病院化社会』金子嗣郎訳，晶文社，1979年）で提起した問題。医療化の概念を用いてエンハンスメントを考察した Lanzerath, D., Enhancement: Form der Vervollkommnung des Menschen durch Medikalisierung der Lebenswelt? Ein Werkstattbericht. in: Honnefelder, L., Streffer, C. (Hrsg.): *Jahrbuch für Wissenschaft und Ethik*, Bd. 7, Berlin, New York 2002, S. 319-336 参照。

7） 朝日新聞2004年８月２日朝刊「『生活改善薬』普及は？」

8） プロザックやパキシル，リタリンはいずれも公的に認可された薬ではあるが，もし医学的処方なしに安易に用いられるとすれば，生活改善薬としての使用，エンハンスメント的利用とみなすことができよう。なお，向精神薬をめぐる状況について，磯田雄二郎先生（静岡大学，精神科医・臨床心理士）にご教示を賜った。記して感謝申し上げます。

9） The President's Council on Bioethics, *Beyond Therapy: Biotechnology and the Pursuit of Happiness*. Washington, 2003. http://www.bioethics.gov/ p.304.

10） 例えばジョナサン・グラバーは人類が人間そのものの設計に向かう可能性を見据えて，そのためのルールづくりのために，積極的／消極的という区別に伴う問題を検討している。『未来世界の倫理』加藤尚武・飯田隆監訳，産業図書，1996年，とくに第３章参照。

11） Juengst, Eric T., Enhancement uses of medical technology In: *Encyclopedia of Bioethics*. 3d. Edition. Ed. by Stephen G.,

Post, 2003. p. 754

12) AERA 2002. 12. 16. p. 16-19, 朝日新聞2004.8.31朝刊「迫る遺伝子ドーピング」

13) 「オリンピック・ムーブメント　アンチ・ドーピング規程　別表A　禁止物質の種類と禁止方法」2003 年1月1日発効

14) 本例も取り上げて，遺伝子操作による知性の「改善」(Enhancement) について論じたものとして Fuchs, M., Die Natürlichkeit unserer intellektuellen Anlagen. Zur Debatte um ihre gentechnische Verbesserung. in: *Jahrbuch für Wissenschaft und Ethik*. W. de Gruyter, 2001, Bd. 6, S. 107-122.（要約）M．フックス「知的基盤の自然さ――遺伝子工学的な改良をめぐる議論」植野公稔訳，『独仏生命倫理研究資料集』千葉大学，2003年，上巻 p.115-121参照。

15) 『複製されるヒト』東江一紀・真喜志順子・渡会圭子訳，翔泳社，1998年

16) Sloterdijk, P., Der operable Mensch. Anmerkungen zur ethischen Situation der Gen-Technologie, 2000, in: *Was kostet den Kopf? Ausgesetztes Denken der Aisthesis zwischen Abstraktion und Imagination. Dietmar Kamper zum 65. Geburtstag*, Hrsg. v. Neidhöfer, H. u. Ternes, B., Marburg 2001. http://www.bbpp.de/ aufgelesen/depslot2.htm. ペーター・スローターダイク「操作されうる人間――遺伝子－技術の倫理状況へのコメント」松田純・野口淳訳，科研費報告書掲載予定，2005年

17) 病気の症状と同じような症状を引き起こす物質をごく微量だけ体内に入れることで，逆に病気を治そうとする治療，言わば「毒を持って毒を制す」治療をホメオパシー（同種療法）という。

18) *Das Magazin*. 2/2000. S. 9

19) NHK スペシャル「驚異の小宇宙　人体III　遺伝子６．パンドラの箱は開かれた」

20) 第１章注３）

21) イギリスの劇作家バーナード・ショウに，ある美人の女優が言った。「私たちが結婚したらきっと，あなたの頭脳と私の美貌を併せ持った素晴らしい子供が生まれるわ」。これにバーナー

ド・ショウは答えた。「もしわれわれが結婚して，君の頭脳と私の容貌を併せ持った子供が生まれたらどうするんだい」と。

22) Habermas, J., *Die Zukunft der menschlichen Natur. Auf dem Weg zu einer liberalen Eugenik?* Suhrkamp, 2001. S. 102. あえてハーバマースの独訳から引用。アーレント『人間の条件』志水速雄訳，中央公論社，1973年，p.11参照。

23) Habermas, a. a. O. S. 102. アーレント『人間の条件』ではこう書かれている。「言論と活動による新しい〈始まり〉は，いつもすでに存在している網の目の中で行われる。言論と活動が始める新しい過程は，最終的には新参者のユニークな人生物語（the unique life story）として現れる。この過程は新参者が接触することになるすべての人々の人生物語にユニークな形で影響を与える」(前掲訳，p.210-211)。

24) Habermas, a. a. O. S. 104

25) a. a. O. S. 103

26) a. a. O. S. 115. 真達大輔訳，ハーバーマス「類の自己道具化のペースメーカー？」『続・独仏生命倫理研究資料集』千葉大学，2004年，上巻 p.74-78

27) Honnefelder, L., *Was wissen wir, wenn wir das menschliche Genom kennen?* Köln, 2001. S. 19.

28) 1944年6月22日将校たちを前にした演説（河島幸夫『戦争・ナチズム・教会』新教出版社，1994年，p.320）

29) セネカ『道徳書簡集』91.5. 茂手木元蔵訳，東海大学出版会，1994年，p.425

30) H. ヨナス『責任という原理』加藤尚武監訳，東信堂，2000，第4章VIII

31) シモンヌ・ヴェーユ「根をもつこと」山崎庸一郎訳，『ヴェーユ著作集』第5巻，春秋社，1967年，p.21-24. 第2章注20）の拙論第3節参照。

32) 弱さの価値についてはParens, E., The Goodness of Fragility: On the Prospect of Genetic Technologies aimed at the Enhancement of Human Capacities. in: *Kennedy Institute of Ethics journal.* Vol. 5, No. 2, 1995. McKenny, Gerald P., En-

hancements and the ethical significance of vulnerability, 1998. in: *Enhancing human traits. ethical and social implications*. ed. by Parens, E., Georgetown University Press, 1998 参照。

33) Wissenschaftliche Abteilung des DRZE, *drze-Sachstandsbericht Enhancement*. 2002

第６章　生命政策の合意形成にむけて

1） アンケーテ・コミシオンは外務，国防などの常設委員会（ständiger Ausschuss）とは違って，「包括的で重要な諸案件の複合について立法的な決定を準備する課題をもつ」（連邦議会法第56条）。日本では「アンケート委員会」と訳されることがあるが，誤解を与える訳である。Enquete は直接的にはフランス語の enquéte に由来し，調査研究，とくに立法や行政の公的機関が行う調査・審査を意味する。現代日本語で「アンケート」と言うと，アンケート用紙を配布して集計する調査を連想させ，アンケート作業をする委員会であるかの印象を与えてしまう。Enquete-Kommission は議会の調査研究委員会であり，日本語の審議会にあたる。

2） 邦訳では，ＢとＣ２（遺伝子情報）が『人間の尊厳と遺伝子情報』松田純監訳，知泉書館，2004年に，Ｃ１（着床前診断）とＤ，Ｅ，Ｆが『受精卵診断と生命政策の合意形成』同，2005年に収められる。

3） 審議会名称が「現代医療の法と倫理」から「現代医療の倫理と法」へ変更になった。今後は倫理が重視されるのではとの解釈もあったが，内容上の意味はない。じつは議会の担当者の「単純な聞き間違い」が原因で名称が変更されてしまったのである（「南ドイツ新聞」2003. 5. 6）。

4） FDP は設置提案の作成作業からはずされたことに怒って反対票を投じたが，内容的に反対しているわけではなかった。Riedel, U. “Alle Macht den Räten?” Politikberatung durch bioethische Gremien. in: *Zeitschrift für Biopolitik*. 2004. 3-1, Anm. 6

5） Taupitz, J., Ethikkommissionen in der Politik: bleibt die

Ethik auf der Strecke? in: *Juristenzeitung*. Bd. 58 Heft 17, 2003

6） 注4の論文

7） 加藤尚武『21世紀の倫理を求めて』日本放送出版協会，2000年，第3回「細胞工学の安全性」

8）『平成15年度環境対応技術開発等（バイオ事業化に伴う生命倫理問題等に関する）報告書』財団法人バイオインダストリー協会，2004年，第1章「諸外国における国家生命倫理委員会の現状」「日本　総合科学技術会議生命倫理専門調査会」（神里彩子）p.183-198参照。

9） 以上は小出泰士氏のご教示および注8の報告書，第1章「フランス　生命・保健科学のための国家倫理諮問委員会」（小門稔）p.43-55を参照した。

10） アメリカで1974年に設置された「医学生物学および行動科学研究の被験者保護のための全米委員会（National Commission for the Protection of Human Subjects of Biomedical and Behavioral Research)」は法（全米研究規制法 National Research Act）によって規定された国家レベルの倫理委員会ではあるが，常設委員会ではなく，テーマが限定された臨時委員会である。これの詳しい経緯については，土屋貴志「米国の bioethics 諮問委員会の系譜――大統領委員会まで」『人文研究』大阪市立大学大学院文学研究科紀要，第55巻第1分冊，2004年，p.33-52参照。イギリスのワーノック委員会（1982年設置），ドイツのベンダ委員会（1984年設置）も，課題が限定されたアドホック委員会である。

11） ミヒャエル・フックス（IWE 研究主任）が現代医療の法と倫理審議会に提出した専門的所見 Fuchs, M., Internationaler Überblick zu Verfahren der Entscheidungsfindung bei ethischem Dissens. Gutachten für die Enquête-Kommission „Recht und Ethik der modernen Medizin" des Deutschen Bundestags. 2002 (http://www.bundestag.de/parlament/kommissionen/archiv/medi/medi_gut_fuchs.pdf) ders. Die Räterepubliken. Abwägen, bewerten, legitimieren: Die Arbeit der Ethikkommissionen hat an öffentlichem Interesse gewonnen. Mora-

lische Prüfinstanzen im internationalen Vergleich, in: *Süddeutsche Zeitung*, 8. 1. 2002, 6/V2/9

12） 注８の報告書 p.186

第７章 Bioethics（生命倫理学）から Bioethik（生命環境倫理学）へ

1） 加藤尚武『倫理学で歴史を読む――21世紀が人類に問いかけるもの』清流出版，1996年，第３章２「生命倫理は個人主義，環境倫理は全体主義」

2） 森岡正博はすでに早い時期から，より包括的な「生命圏倫理学」，「統合的研究としての生命倫理学」を提唱していた。『生命学への招待――バイオエシックスを超えて』勁草書房，1988年，「国際的かつ比較文化的な生命倫理学にむかって」1994年，生命学ホームページ http://www.lifestudies.org/jp/

3） 森岡正博『生命学への招待』p.25

4） バイオエシックスの二つの流れについては，土屋貴志「『Bioethics』から『生命倫理学』へ――米国における Bioethics の成立と日本への導入」加藤尚武・加茂直樹編『生命倫理学を学ぶ人のために』世界思想社，1998年，p. 4 -27参照。

5） Mikat, P., u. a., Vorwort. in: *Lexikon der Bioethik*. 1998. S. 5. 池田喬訳：ゲーレス協会代表（パオル・ミカートほか）「序文」，ヴィルヘルム・コルフ「生命倫理学のプロジェクトへの導入」（要約）『独仏生命倫理研究資料集』千葉大学，2003年，上巻p. 2

6） Korff W., Einführung in das Projekt Bioethik. in: *Lexikon der Bioethik*. S. 7-8. 池田喬，前掲訳，p. 2-3

7） Siep, L. Bioethik. in: Pieper, A./ Thurnherr, U. (Hrsg.) *Angewandte Ethik*, Beck, 1998, S. 16-36. 大河内泰樹訳，ルードヴィッヒ・ジープ「生命倫理学」（要約）『独仏生命倫理研究資料集』千葉大学，2003年，上巻 p.16-23. ders., Eine *Skizze* zur Grundlegung der Bioethik, in: *Zeitschrift für philosophische Forschung*. 1996. (50) 1/2. S. 236-253. ジープ「生命倫理学の基礎づけ――コスモス倫理学の素描」高田純訳，ジープほか著『ドイツ応用倫理学の現在』山内廣隆・松井富美男編・監訳，ナカニシヤ出版，2002年，p.32-57. ジープのコスモス倫理学はジープの

もとで研修した高田純と山内廣隆によってわが国に紹介された。高田純『環境思想を問う』青木書店，2003年，山内廣隆『環境の倫理学』丸善株式会社，2003年，第11章参照。

8） Siep, L., Eine Skizze zur Grundlegung der Bioethik. S. 244. 前掲訳 p.43

9） Siep, L., Bioethik. 前掲訳 p.18

10） Pieper, A./ Thurnherr, U., Einleitung in: *Angewandte Ethik*, S. 9. 伊藤美恵子訳，A. ピーパー，U. トゥルンヘア「序論」（要約）『独仏生命倫理研究資料集』千葉大学，2003年，上巻 p.12

11） キケロー「義務について」高橋宏幸訳，『キケロー選集 9 』岩波書店，1999年，p.130

12） 前掲訳 p.143-45

13） 前掲訳 p.161

14） Kant, I., *Metaphysik der Sitten*, 1797, Felix Meiner, 1966, S. 45.『人倫の形而上学〈法論〉』加藤・三島訳『世界の名著　カント』中央公論新社，1972年，p.365

15） Radbruch, G., *Grundzüge der Rechtsphilosophie*, 3. Auflage. Leipzig. 1932. S. 44f. ラートブルッフ『法哲學』田中耕太郎訳，酒井書店，1960年

16） Simone, W., L'enracinement. 1948, シモンヌ・ヴェーユ「根をもつこと」『ヴェーユ著作集 5 』春秋社，1967年，p. 9

17） 前掲訳 p. 9

18） 前掲訳 p.11-12

19） Kant, *Metaphysik der Sitten*, § 16.『人倫の形而上学〈徳論〉』第16節

20） H. ヨナス『責任という原理』加藤尚武監訳，東信堂，2000年

21） Hunt, G., Care, Social Responsibility & Foundations Hans Jonas, Wittgenstein & Dogen Zenji（生命ケアの比較文化論的研究プロジェクト／静岡大学人文学部共催国際シンポジウム「ケアの国際比較」2004年10月21日講演原稿，http://life-care.hss.shizuoka.ac.jp/）

22） 日本生命倫理学会第16回年次大会シンポジウム（2004年11月）および高橋隆雄編『生命と環境の共鳴』九州大学出版会，2004年，

第4章「生命と環境の倫理――ケアによる統合の可能性」，高橋隆雄・中山將編『ケア論の射程』九州大学出版会，2001年，第2章「日本思想に見るケアの概念――神の観念を中心として」。両倫理学の統合とともに「日本的な生命倫理の可能性」を「ケア」概念を中心に据えることでめざす高橋の試みは，よく考え抜かれた思索として注目に値する。

23） 滝浦静雄『道徳の経験――カントからの離陸』南窓社，2004年，p.116-117

24） ドイツ連邦議会審議会答申『人間の尊厳と遺伝子情報』p.32

おわりに――二方向からの挑発

1） 柳澤桂子『生命の奇跡――ＤＮＡから私へ』PHP 新書，1997年. マーギュリス『生命とはなにか――バクテリアから惑星まで』せりか書房，1998年

2） 渡邉日出海「共通祖先から全生物の進化史が明らかになる」『科学』Vol. 70. No. 4. 2000年4月

付論

1） Friedo Ricken: Anthropozentrismus oder Biozentrismus ? Begründungsprobleme der ökologischen Ethik.（人間中心主義、それとも生命中心主義？――エコロジカルな倫理学の基礎づけ問題）in: *Theologie und Philosophie*. 67. 1987. S. 1-27. この論文については，真達大輔による要約もある。フリード・リッケン S. J.「人間中心主義か生命中心主義か？　生態学倫理学の基礎付け問題」『続・独仏生命倫理研究資料集』千葉大学，2004年，上巻 p.1-9

2） この四テーゼはポール・テーラー「生命中心主義的な自然観」『環境思想の系譜3　環境思想の多様な展開』東海大学出版会，1995年，p.93にも見られる。

3） Tayler, P. W., The Ethics of Respect for Nature. in: Environmental Ethics 3, 1981. p. 217f.

4） これと同じ論がファインバーグ（Feinberg）「動物と生まれざる世代のさまざまな権利」1974，鵜木奎治郎訳，（『現代思想』

1990. 11. vol. 18-11, p. 120 にも見られる。
5） パウル・メンツァー編『カントの倫理学講義』小西・永野訳，三修社，1979．p.307
6） ファインバーグ，前掲書 p.120
7） パスモア『自然に対する人間の責任』1974．間瀬啓允訳，岩波書店，1998年
8） P. シンガー『実践の倫理』［新版］山内友三郎・塚崎智監訳，昭和堂，1999年，p.90
9） 前掲書（旧版）p.124，128，138
10） 前掲書（旧版）133，139
11） アリストテレス『デ・アニマ』III 10-11，II 2，413b21-24.
12） 前掲書 415a25-b2
13） アリストテレス『自然学』192b13-15，『デ・アニマ』412a14-15，415a-14-b27，432b7-14
14） 『デ・アニマ』416b17-20
15） 前掲書 415b13
16） 前掲書 415a23-26，416b9
17） 前掲書II 1，II 4，415b13-14
18） Jonas, H., *Organismus und Freiheit*. 1973. S. 123
19） a. a. O. S. 135.
20） Schweizer, A., *Kultur und Ethik*. 1960. S. 339. 氷上英廣訳『シュヴァイツァー著作集』第7巻，白水社，1960．p.321
21） セコイアは世界で最も大きく最も長寿のスギ科の樹木。カリフォルニアのシエラネヴァダ山脈には，高さ80m以上，幹まわり25m以上，寿命は2000-4000年といわれるセコイアオスギがあり，「シャーマン将軍」，「グラント将軍」などと名づけられている。
22） プラトン『国家』369b-c